AME 外科系列图书 6B020

胸外科基本操作规范与实践

主编：陈龙奇　袁勇

副主编：蒲强　梅建东　林锋　胡杨

中南大学出版社
www.csupress.com.cn

AME
Publishing Company

图书在版编目（CIP）数据

胸外科基本操作规范与实践 / 陈龙奇，袁勇主编. —长沙：中南大学
出版社，2018.12
ISBN 978 - 7 - 5487 - 3537 - 3

Ⅰ.①胸… Ⅱ.①陈… ②袁… Ⅲ.①胸部外科手术-技术操作规程
Ⅳ.①R655-65

中国版本图书馆CIP数据核字(2018)第297462号

AME 外科系列图书 6B020

胸外科基本操作规范与实践
XIONGWAIKE JIBENCAOZUO GUIFANYUSHIJIAN

陈龙奇　袁勇　主编

蒲强　梅建东　林锋　胡杨　副主编

□丛书策划	郑杰　汪道远　廖莉莉
□项目编辑	陈海波　江苇妍
□责任编辑	谢新元
□责任校对	石曼婷
□责任印制	易红卫　潘飘飘
□版式设计	林子钰　王李
□出版发行	中南大学出版社
	社址：长沙市麓山南路　　邮编：410083
	发行科电话：0731-88876770　传真：0731-88710482
□策 划 方	AME Publishing Company 易研出版公司
	地址：香港沙田石门京瑞广场一期，16 楼 C
	网址：www.amegroups.com
□印　装	天意有福科技股份有限公司
□开　本	787×960　1/44　□印张 3.25　□字数 100 千字　□插页
□版　次	2018 年 12 月第 1 版　□2018 年 12 月第 1 次印刷
□书　号	ISBN 978 - 7 - 5487 - 3537 - 3
□定　价	100.00 元

主编介绍

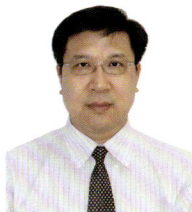

陈龙奇 | 四川大学华西医院胸外科主任、教授、博士生导师、医学博士

主要学术任职：

- 国际食管疾病学会（ISDE）执行委员；
- 国际食管疾病学会中国分会〔CSDE）执行主任；
- 美国消化道外科学会（SSAT）会员；
- 中国胸外科医师协会（CATS）食管外科专家委员会副主任委员等。

主要专业杂志任职：

- *Diseases of the Esophagus*（IF=2.712）副主编；
- 《中华胸心血管外科杂志》编委；
- 《中华胸部外科杂志》编委等。

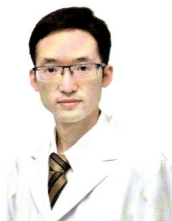

袁 勇 | 四川大学华西医院胸外科副教授、硕士生导师、医学博士

学术任职：

- 国际食管疾病学会（ISDE）会员、欧洲胸外科医师协会（ESTS）会员；
- 国际食管疾病协会中国分会（CSDE）理事；
- 中国抗癌协会食管癌专委会青年委员；
- 中华消化外科菁英荟食管学组副组长；
- 中国研究型医院学会加速康复外科专业委员会胸外科学组委员兼秘书。

副主编

蒲强
四川大学华西医院胸外科

林锋
四川大学华西医院胸外科

梅建东
四川大学华西医院胸外科

胡杨
四川大学华西医院胸外科

作者（按拼音首字母排序）

郭成林
四川大学华西医院胸外科

蒲强
四川大学华西医院胸外科

胡杨
四川大学华西医院胸外科

王文凭
四川大学华西医院胸外科

廖虎
四川大学华西医院胸外科

徐慧
四川大学华西医院胸外科

林锋
四川大学华西医院胸外科

杨梅
四川大学华西医院胸外科

刘成武
四川大学华西医院胸外科

袁勇
四川大学华西医院胸外科

马林
四川大学华西医院胸外科

朱云柯
四川大学华西医院胸外科

梅建东
四川大学华西医院胸外科

AME外科系列图书序言

我们AME旗下的心胸外科杂志*Annals of Cardiothoracic Surgery*有一位来自美国罗切斯特（Rochester）的作者，他是个左撇子。在进入外科学习的初始阶段，他遇到了很大障碍，例如，术中使用剪刀和完成打结动作时，他的动作都与教科书上要求的动作相反，于是在手术台上经常"挨老师打"。

后来，他将自己的这段经历和经验总结成文，并发表在一本期刊上，希望能够帮助到与自己"同病相连"的其他外科医生。出乎意料的是，那篇文章发表之后，无数外科医生给他发邮件，向他请教和探讨左撇子医生应该如何接受外科培训，等等。后来，他认识了*Annals of Cardiothoracic Surgery*的主编Tristan D. Yan教授，恰好Tristan也是一位左撇子医生。Tristan鼓励他去做一名心脏外科医生，因为在心脏外科手术中，有一些步骤需要使用左手去完成缝合等动作。Tristan的观点是，外科医生最好左右手都训练好。

前段时间，我陪女儿第一天去幼儿园报到的时候，与幼儿园老师聊了一会，最后，老师问我们家长，有哪些需要注意的地方。我特地交代老师，千万不要将我女儿的用手习惯"矫正"了，让她保持自己的左撇子。老师很惊讶地问我为什么。

2013年12月7日，我们在南通大学附属医院举办了第二届AME学术沙龙，晚餐之后，上海市中山医院胸外科沈亚星医生带领我们几位学术沙龙委员去他的房间喝茶。酒店的电梯位于中间，出了电梯，先向左，再向左，再向左，再向左，然后，到了他的房间门口。我们一群人虽然被绕晕了，但是，还是有点清醒地发现他的房间其实就在电梯口的斜对面，顿时，哈哈大笑。他第一次进房间的时候，就是沿着这个路线走的，所以，第二次他带我们走同样的路。亚星说，其实，这就是"典型的"外科医生！

每一步手术步骤，每个手术动作，都是老师手把手带出来的，所以，很多外科医生喜欢亲切地称呼自己的老师为"师傅"。

如何才能成为一位手术大师？除了自身的悟性和勤奋之外，师傅的传授和教导应该是一个很重要的因素。犹如武林世界，各大门派，自成体系，各有优劣，这是一个不争的事实，外科界亦是如此。

于是，对于一位年轻的外科医生而言，博采众家之长，取其精华，去其糟粕，显得尤为重要。所以我们策划出版了这个系列的图书，想将国内外优秀外科团队的手术技艺、哲学思考和一些有趣的人文故事，一一传递给读者，希望能够对外科医生有一点启发和帮助。是为序。

汪道远

AME出版社社长

序

　　胸外科作为普外科大家庭中重要的一支，于1949年中华人民共和国成立之初根植祖国，经过历代前辈坚持不懈的努力和呕心沥血的默默付出，胸外科如雨后春笋般在祖国的大地上应运而生，并随着时代的发展不断进步。同样，在胸外科发展的历史长河中也源源不断地涌现出许多杰出的学科大家，为胸外科在中国的发展添砖加瓦，贡献力量。"不积跬步，无以至千里；不积小流，无以成江海。"优秀的胸外科医生的培养同样关系着胸外科的发展以及精湛医术的薪火相传。

　　胸外科是建立在普外科基础上的学科，一名合格的胸外科医生需在广博的普外科训练的基础上再进行胸外科专科训练，方能具有高超的手术技巧、敏锐的洞察力和分析能力。随着科学技术的发展，目前的胸外科医生可在短时间内了解胸外科相关疾病的基本理论和诊治策略，然而，"纸上得来终觉浅，绝知此事要躬行"，连接临床实践和理论的桥梁即为胸外科医生的培养和训练。住院医生规范化培训已为我国年轻的住院医生架起了融会临床理论与实践的桥梁，让年轻的住院医生可以在实践中学习、在学习中总结、在总结中积累、在积累中升华，而该书的出版也必将为年轻住院医生的培养，尤其是胸外科医生的培养锦上添花。

　　该书由陈龙奇、袁勇等主编，图文并茂、内容殷实、基于理论、重于实践、言简意赅、浅显易懂，从胸外科基本的胸腔穿刺、胸腔闭式引流操作，到胸外科患者围术期的管理和胸外科手术的基本操作，作者总结华西医院胸外科多年来的临床实践以及年轻医生培养经验，从多方面，全方位提点操作要领，描述操作基本步骤，点评操作中注意事项，并规范了操作方式方法，为读者删繁就简，抽丁拔楔。"潜虬媚幽姿，飞鸿响远音"，每一位年轻的胸外科医生都是祖国未来胸外科发展的栋梁，相信本书能让年轻的胸外科医生受益，成为能让广大临床医生的实践能力更上一层楼的值得细品之作。

张逊教授
中国医师协会胸外科医师分会会长
天津市胸科医院胸外科主任、博士生导师
2018年3月

前言

　　日月不淹，春秋代序。当该书最后一个字符被敲定，砥砺耕耘数百个日日夜夜的本书编纂工作折旋告罄。一名成熟的胸外科医生需要具备扎实的基础理论知识和基本的临床技能，以及敏锐的观察力和创新精神。而这种基本素质的形成与养成在医生培养的早期阶段尤为重要，特别是针对一些日常工作中常见的基本临床技能，更应强调其"规范化"与"标准化"。对于刚刚进入胸外科学习的医学本科生、研究生、住院医师、专科医生、低年资主治医师等往往需要一本针对胸外科常见基本操作，"实用性"与"规范性"均较强，且精简易携的参考手册，这就是我们编写本书的初衷。

　　本书涵盖了胸外科常见的所有基本临床操作，包括胸腔穿刺、胸腔闭式引流、切口换药等11个基本技能项目。其中也包括了一些胸腔镜基本技能，如胸腔镜切口设计、胸腔镜手术扶镜技巧等，具有较好的临床实用性。针对每个基本技能，要求编写不仅需要介绍基础理论知识，更要体现临床操作的"可参考性"，图文并茂。侧重于实践要点的阐述，理论与实践相结合，可操作、可重复性强。本书还编入了了最新、最前沿的相关内容，在一定程度上体现了华西胸外科"规范与创新并重"的特色。另外，本书的编写风格为简明扼要的条款式，分步骤写明操作要点。采用小开本的装帧设计，以方便读者将书放在衣袋里随时翻阅，小巧实用。

　　本书主要由目前活跃在胸外科一线工作的年轻高年资主治医师与副主任医师执笔，凝聚了他们在日常工作实践中的宝贵临床经验。虽然各位编者均已力求完善、准确、科学，但是肯定还会存在一些不足之处，希望各位读者不吝指出，以便今后再版时改进。

陈龙奇　袁勇

2018年3月28日

目　录

第一章 胸腔闭式引流术

胸腔闭式引流管的放置、管理及拔除是胸外科的日常工作之一，也是胸外科医生最基本的操作。本章结合四川大学华西医院临床工作实际情况，围绕其基本原理、引流管的放置及术后管理等进行系统的梳理和总结。

1 胸腔闭式引流系统的基本原理

胸腔闭式引流是通过置入胸膜腔的引流管与水封引流瓶相连接，借助气压差或重力促进胸膜腔内积气或积血、积液的排出，促进肺复张。临床上常用的水封引流瓶包括单瓶、双瓶及三瓶引流瓶，国际上近年来还出现了电子化的胸腔引流系统。

1.1 单瓶引流系统

单腔引流系统较为简易经济，将引流瓶中与胸腔引流管相连接的管道插入水中3~4 cm（图1-1），依靠引流瓶中的水将胸膜腔与大气隔开，避免形成开放性气胸。随着患者呼吸运动及咳嗽，如果胸腔内压力超过引流瓶中水柱的压力，便可促进积气、积液的排出。

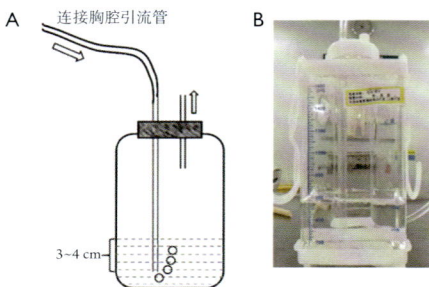

图1-1 单瓶引流系统

（A）单瓶引流系统原理示意图；（B）单瓶胸腔引流装置

1.2 双瓶引流系统

双瓶引流系统由单瓶引流系统发展而来，最大的区别是设计了单独的水封瓶和储液瓶（图1-2），储液瓶直接与胸腔引流管相连，用于收集引流液，水封瓶则将引流系统与大气隔绝。

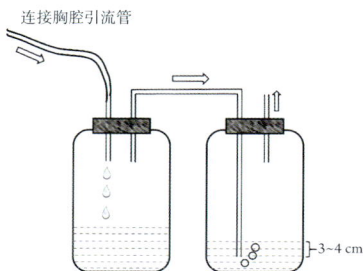

图1-2 双瓶胸腔引流系统原理示意图

1.3　三瓶引流系统

为适应部分患者需加用持续低负压吸引的需要，出现了三瓶引流系统，其和双瓶引流系统的区别在于增加了一个调压瓶，系统由储液瓶、水封瓶、调压瓶共同构成（图1-3），储液瓶直接与患者相连，用于收集胸腔引流液，通过水封瓶将胸膜腔与大气隔绝，如需加用负压吸引维持胸膜腔负压，可在调压瓶中加入相应深度的生理盐水（通常采用8~12 cm水深），将水封瓶与负压相连，即可维持引流系统中相应的低负压；如无需接负压吸引，则调压瓶中无需加水。商业化的三瓶引流系统，对需进行胸腔持续负压吸引的患者较为简易、实用，缺点在于价格稍高。

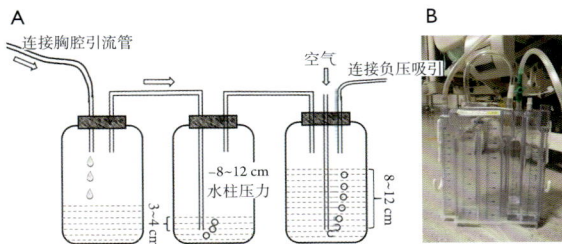

图1-3　三瓶引流系统
（A）三瓶引流系统工作原理示意图；（B）三瓶胸腔引流装置

1.4　电子引流系统

除上述引流系统外，国外一些公司还开发了数字化胸腔引流系统（digital chest drainage system），通过内置电脑预设目标负压，由微型电动泵维持胸腔内压力于设定值，同时引流积液至储液瓶。该装置的优势在于便携，对需行胸腔持续负压吸引的患者，该装置无需连接中心负压，便于患者早期下床活动，同时可实时监控并记录患者引流及漏气情况，较好地指导拔管时机选择。国外一些临床研究的结果显示该装置可缩短术后引流时间和住院时间，但缺点在于费用较为昂贵，目前国内应用仍较少。

2　胸腔闭式引流的适应证及禁忌证

　　总体而言，胸腔闭式引流的适应证包括胸膜腔积气或各种原因所致的积液，主要适应证见表1-1；禁忌证方面，通常认为胸腔闭式引流术无绝对禁忌证，其相对禁忌证包括接受抗凝治疗或血小板减少的患者，或存在其他原因所致凝血功能异常的患者，对于这部分患者，如病情许可，

表1-1　胸腔闭式引流主要的适应证

气胸
自发性气胸（肺压缩30%以上、机械通气、病情不稳定或有明显症状）
开放性气胸
张力性气胸
医源性气胸（继发于胸腔穿刺、肺活检、纤支镜检查、机械通气等）
血胸
血气胸
脓胸
胸腔积液（中-大量积液影响呼吸、肺炎旁胸腔积液、恶性胸腔积液）
乳糜胸
胸部手术后引流

应待凝血功能纠正后再行胸腔闭式引流。此外，对引流部位胸壁软组织感染患者操作时应慎重，尽量避开感染区域，避免导致脓胸。

3　操作前准备

3.1　评估病情

认真了解病史、仔细查体，阅读胸片、胸部CT片、胸腔彩超等影像资料，评估患者凝血功能，确定行胸腔闭式引流的指征及有无相对禁忌。对于开放性气胸、张力性气胸等较为紧急的情况，在引流前给予相应处理，例如变开放性气胸为闭合性气胸，张力性气胸给予穿刺减压。此外，结合病史、查体及影像资料确定胸腔引流管置管部位。

关于置管部位的选择，国内经典教科书通常推荐对于单纯气胸的置管部位可选择患侧前胸壁锁骨中线第2肋间，胸腔积液、血胸或脓胸的置管部位可选择第6肋间或第7肋间腋中线与腋后线之间。对于气胸患者的引流，采用锁骨中线第2肋间置管存在一定的不足，此处胸壁肌肉较为发达，置管对胸壁肌肉的损伤相对较大，且拔管后遗留的切口瘢痕较为明显。针对这一问题，替代置管部位是采用腋下切口进行胸腔闭式引流，腋下背阔肌前缘、胸大肌后缘间有一个肌肉相对薄弱的区域，称之为"安全三角"，于安全三角内平乳头平面置管（约为第4肋间或第5肋间），该部位的优势在于切口较为隐蔽，对胸壁肌肉损伤较小。对胸腔积气、积液的引流均可采用该入路。

在常规情形之外，临床上患者的病情千变万化，很多时候采用常规的引流入路难以达到良好的引流效果，例如对于局限性气胸、局限包裹的胸腔积液、胸腔粘连等情形，需借助胸部影像资料确定置管部位（图1-4），确保引流效果并避免副损伤。对于包裹性积液的患者，我们偶尔还借助超声定位确定置管部位。

3.2 医患沟通

充分向患者及其家属解释予以胸腔闭式引流的必要性、大致的操作步骤、操作过程中可能涉及的问题、注意事项等，以获得患者及家属的理解，取得其知情同意并签署知情同意书，同时使患者能在操作过程中充分配合。

3.3 物品准备（包括引流管的选择）

在开始操作之前需准备引流相关的物品，包括肋间引流包、聚维酮碘（碘伏）、利多卡因、注射器、引流管、水封引流瓶、0.9%氯化钠溶液、无菌敷料及无菌手套。我们日常采用的肋间引流包中的器械包括止血钳2把（中弯）、Kocher钳2把、持针器1把、剪刀1把，刀柄、组织镊、弯

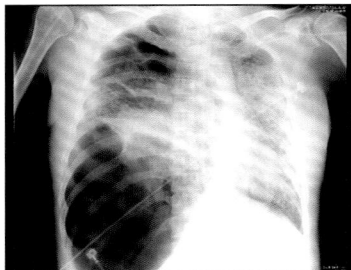

图1-4 右下胸腔局限性张力性气胸，右上肺未压缩，需避免在锁骨中线第2肋间置管

盘、不锈钢杯、圆刀片及三角针各1个，洞巾1张、缝线2根（图1-5）。水封引流瓶内加0.9%氯化钠溶液备用。

　　物品准备的另一方面是胸腔引流管的选择，目前常用的引流管多为PVC材质或硅胶材质，引流管规格依据其外径的不同进行划分，有6~40 Fr管径的引流管可供选择，成人通常选用20~40 Fr引流管，儿童则可选择6~26 Fr引流管。通常情况下，引流管前端有数个侧孔，管壁上标记有刻度及钡丝线（图1-6）。我们在日常临床工作中，对于成人患者的单纯胸腔积气或积液引流，通常选择28 Fr硅胶引流管，引流气胸时还可选择24 Fr梅花头导尿管（图1-6）；对于脓胸或血胸患者，建议采用较粗的引流管，通常选用36 Fr硅胶引流管。

3.4　体位

　　胸腔闭式引流的体位根据不同切口选择有所差异，在锁骨中线第2肋间进行引流时通常采取仰卧位或半卧位即可；在腋下安全三角内进行引流时也采取仰卧位或半卧位，将患侧上肢枕于头后，利于显露。对于胸腔积液、血

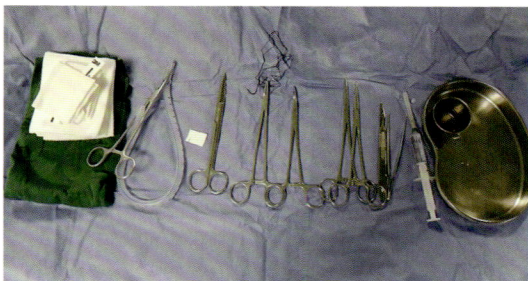

图1-5　胸腔闭式引流器械准备

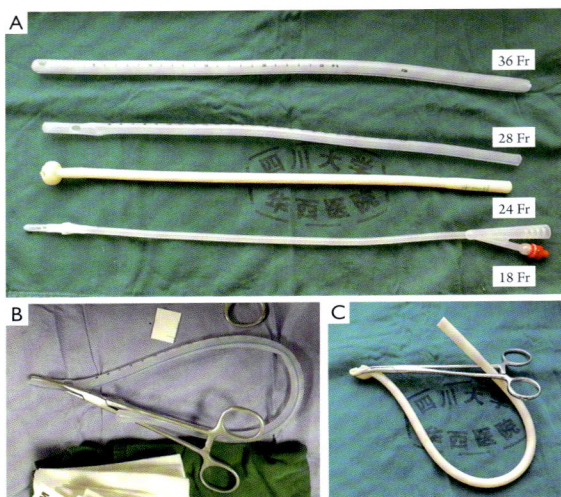

图1-6　胸腔引流管

（A）临床常用胸腔引流管；（B、C）不同引流管置管前的准备。

胸或脓胸引流，如选择腋中线至腋后线之间进行引流时，可将患侧垫高20°~30°显露切口。特殊情况下，对于局限性或包裹性积液引流，必要时可采用侧卧位或患侧垫高进行引流，利于显露。确定好体位后应确定引流肋间，采用记号笔对切口进行标记。

4　操作步骤及注意事项

4.1　消毒

用聚维酮碘（碘伏）消毒皮肤，消毒范围以切口为中心向外15 cm，术者戴无菌手套后铺无菌洞巾。

4.2　麻醉

开始麻醉前向患者说明麻醉过程中会有疼痛不适，使其有所准备，再以1%利多卡因进行局部浸润麻醉，包括皮肤、皮下、肌层、肋骨骨膜以及壁层胸膜，待到达壁层胸膜后可再进针进行诊断性抽吸，抽出气体或积液则表示进针及穿刺部位正确。可根据麻醉针头进入胸膜腔的深度来了解胸壁厚度，作为引流管置入深度的参考。麻醉过程中应重视对皮肤、骨膜及壁层胸膜的阻滞，这也是操作过程中引起痛感的主要结构。

4.3　切开

再次确认引流部位是否正确，以及麻醉范围是否超过手术切口范围，可在针刺的同时询问患者有无痛感，确认麻醉效果。确认无误后沿肋间方向作一长度为1.5~2.5 cm的皮肤切口（皮肤切口与肋骨平行），切开皮肤及皮下组织后，以止血钳钝性分离胸壁肌肉及肋间肌，紧贴下位肋骨上缘进入胸膜腔，进入胸膜腔后有落空感，可有气体或液体由切口溢出。

对于怀疑有胸腔粘连或较为肥胖的患者，可将切口适当延长，钝性游离至肋间肌，必要时以示指探查创道，确认置管部位；怀疑置管部位粘连时可用示指钝性分离进胸，避免采用止血钳游离导致肺损伤。

4.4　置管

适当扩大切口创道，将一把止血钳夹持引流管头端，沿创道送入胸膜腔，必要时可预先将另一把止血钳置于创道内作为引导，保持引流管在胸腔内的长度为5~8 cm，引流管最近侧孔应距离胸壁内面至少2~3 cm。

4.5 检查引流管

引流管安置后需检查其是否通畅，可将引流管与水封瓶连接，嘱患者深呼吸或轻咳嗽，观察水柱波动情况及有无气体、液体溢出。

4.6 固定引流管

分别于切口两端间断缝合关闭切口，以缝线固定引流管，注意切口上固定缝线的结应在头侧，使缝线由上向下牵引引流管，减少引流管移位概率。在两针缝线之间还可间断缝合一针作为预留线，将其缠绕于引流管上，方便拔管时闭合切口。缝合固定引流管时注意勿缝及引流管，导致拔管困难。引流管固定后以无菌敷料覆盖置管部位，可采用胶带将引流管固定于胸壁，减少引流管脱出的机会，同时可避免牵拉引流管刺激切口引起疼痛不适。

4.7 交代注意事项

向患者、患者亲属及主管医生交代引流注意事项，具体包括：①保持引流管通畅；②避免暴力牵拉引流管；③保持引流瓶与胸腔的落差（>60 cm），防止引流瓶内积液倒流回胸腔；④观察胸腔引流液的量及性状，及早发现活动性出血；⑤引流积液时需注意控制引流速度，避免发生复张性肺水肿。

5　术后管理

5.1　引流系统护理

胸腔引流管连接水封引流瓶，需注意避免引流管打折、挤压、堵塞等；除拔引流管前检查肺漏气、更换引流装置或胸腔内药物灌注治疗等少数情况外，通常不建议夹闭引流管；全肺切除术后的引流管是例外，通常将引流管夹闭，根据气管偏移情况间断开放引流管引流积气、积液。更换引流瓶应由经过培训的专业人士进行，需注意务必在引流瓶中加入适当的0.9%氯化钠溶液，达到水封的目的，避免形成开放性气胸。水封瓶中的水深以3~4 cm为宜，不宜过深，水位越深，胸腔内积气排出需克服的阻力越大。单瓶和双瓶引流系统结构较为简单，三瓶引流系统结构相对复杂，临床工作中偶有将水封加错的情况发生，例如将本应加在水封腔的0.9%氯化钠溶液加至调压腔，则无法达到水封效果，导致开放性气胸。

5.2　引流系统观察

对于胸腔引流系统的观察，具体包括水柱波动情况、漏气情况、引流液的量及性状。引流管中水柱波动情况直接反映了引流管通畅程度，水柱随呼吸上下波动良好提示引流管较通畅，若水柱固定于某个平面或仅有微弱波动，则提示引流管堵塞或肺已完全复张，此时应及时复查胸片评估胸腔情况。

对于引流情况的观察包含漏气和引流量，所有留置胸腔引流管的患者均应从这两方面观察，但根据引流目的的不同，不同患者的观察会有所侧重，以引流气胸为目的的胸腔闭式引流，重点应观察引流管中气泡溢出情况，气泡的溢出反映了肺漏气的程度。对于肺漏气的判断，依据漏气程度不同，由轻到重分为四级：

Ⅰ级，咳嗽时有气泡溢出；

Ⅱ级，用力呼气时有气泡溢出，多见于肺实质的漏气；

Ⅲ级，吸气时有气泡溢出，相对较为少见，见于机械通气患者，可能合并有小的支气管胸膜瘘、肺实质损伤等，或者严重肺气肿患者肺大泡破裂；

Ⅳ级，即持续漏气，平静呼吸及吸气时均有气泡溢出，亦较为少见，多见于机械通气或存在支气管胸膜瘘的患者。

胸腔引流观察的另一方面是对引流积液、积血的监测，重点观察引流液的量和性状，记录24 h引流量，如怀疑胸腔内活动性出血，则应记录每小时引流量；引流液的性状方面，临床较为常见的有血性、暗血性、淡血性、黄色清亮积液、黄色浑浊积液、脓性积液、乳糜液等，在引流的同时可结合病史进行相应的诊断和治疗。在引流早期及术后早期的观察中应注意有无活动性出血，例如血性引流液伴血凝块形成，提示胸腔内有较大的活动性出血，需及时发现并干预。

5.3 持续负压吸引的应用

三瓶引流系统可较为便捷地施加持续低负压吸引，通过在调压瓶内注入一定深度的0.9%氯化钠溶液（8~12 cmH₂O），将水封瓶连接中心负压持续吸引，可维持引流系统中的压力为–8~–12 cmH₂O，从而促进胸腔内积气、积液的排出，促进肺复张。在日常临床工作中，该方法主要针对肺漏气时间延长（漏气≥5 d）的患者。然而，胸腔闭式引流系统加用持续低负压吸引依然有一定争议，已发表的多篇Meta分析显示，对肺术后患者的引流瓶加用持续低负压吸引并不能缩短术后漏气时间、引流时间及术后住院时间，但可减少术后气胸的发生。尽管如此，我们对于漏气时间延长的患者，目前仍然推荐使用持续低负压吸引促进肺复张，但术后引流并不常规加用负压吸引，还应注意的是全肺切除术后的引流瓶不宜接负压吸引，以免发生低血压。

5.4　拔管（略。详见第七章胸腔闭式引流管拔管）

6　常见并发症及处理

胸腔闭式引流总体上较安全，在实际操作过程中如果方法得当，罕有并发症发生，但应充分了解可能的并发症，才能有效预防其发生。现简述如下。

6.1　胸膜反应

胸膜反应指在麻醉或手术操作过程中，由于心理紧张、刺激胸膜引起疼痛等因素，导致患者出现连续咳嗽、头晕、胸闷、面色苍白、出汗甚至晕厥等症状，是胸腔穿刺或胸腔闭式引流中较为严重的并发症。为避免这一问题的发生，操作前应与患者做好沟通，缓解其紧张情绪，对个别较为紧张、焦虑的患者可考虑给予0.5 mg阿托品肌内注射进行预防；操作中应充分麻醉，尽量减轻疼痛刺激。如发生胸膜反应，应停止操作，让患者平卧休息，监测心率、血压及意识状态，给予吸氧、补充葡萄糖溶液，必要时皮下注射1‰肾上腺素0.3~0.5 mL，预防发生休克。

6.2　胸腔出血

导致胸腔出血的主要原因可分为两方面。第一是各种原因所致的凝血功能障碍，这部分患者如病情许可，进行操作前应尽量纠正凝血功能。第二是操作所致的损伤出血，最为常见的是肋间血管损伤出血，在操作过程中紧贴肋骨上缘进行麻醉和置管，多可避免这一问题的发生，如果发生活动性出血，多需手术干预，通常可采用胸腔镜探查止血。此外，出血还可能与患者原发疾病有关，例如自发性气胸患者可能合并胸腔内粘连带断裂出血，这部分患者的出血往往也难以自行停止，多需手术干预止血。

6.3　肺损伤

胸腔闭式引流所致肺损伤多发生于胸腔存在粘连的情况下，可导致患者肺漏气、出血等，由于肺部血管压力相对较低，出血多可自行停止。预防肺损伤发生的关键在于操作前结合CT等影像手段，对切口进行准确定位，避开粘连区域置管。

6.4　皮下气肿

自发性气胸患者可合并有皮下气肿，行胸腔闭式引流后，如引流不畅或肺部漏气较重，胸腔积气可沿胸膜破口漏至胸壁软组织内，导致皮下气肿，严重时可扩展至头面部，甚至四肢。皮下气肿会给患者带来不适，并加重其心理紧张，因而应对患者做好解释工作，必要时可复查胸部CT，依据影像学检查调整引流管，改善引流，或对引流系统加用持续低负压吸引。此外，还可考虑行胸壁皮肤穿刺或切开排气减压，但往往效果有限。

6.5　膈肌损伤、引流管置入腹腔或损伤腹腔实质脏器

少数情况下放置胸腔引流管时可能损伤膈肌，或将引流

管置入腹腔、甚至损伤肝脏、脾脏等腹腔实质脏器，这类并发症多见于以下情形，包括切口定位不准、置管位置过低、或肥胖、膈神经肌麻痹、肺手术后等出现的膈肌抬高等。损伤膈肌或误将引流管置入腹腔，需密切观察有无膈疝的可能，并给予随访，同时注意有无腹腔活动性出血，必要时需行剖腹探查止血。

6.6　肋间神经痛

少数患者可能出现引流管所在肋间的神经支配区域疼痛不适、感觉异常等表现，多系引流管刺激肋间神经所致，应加强解释沟通，可给予对症处理，通常在拔除引流管后症状可缓解。为预防肋间神经痛的发生，可根据病情尽量选择较细的引流管进行引流。

6.7　引流管堵塞或引流不畅

引流管堵塞的常见原因包括：肺组织包裹引流管、引流管过深或脱出至胸壁软组织内、纤维素沉着或血凝块堵塞引流管等。对于引流管堵塞的处理，可通过挤压引流管、弹击引流管等方法尝试使其恢复，但目前并无证据显示何种方法能较为有效地解决引流管堵塞问题，这些操作还可能导致患者不适。此外，还可采用无菌生理盐水冲洗引流管，或采用负压吸引直接清除管腔内堵塞物使其复通。对于引流管堵塞或引流不畅的处理，还需结合胸部CT评估导致引流不畅的原因，必要时需更换引流部位重新置管。

6.8　复张性肺水肿

大量气胸或胸腔积液，如在较短时间内快速引流，部分患者可能会出现窒息感加重、心慌等不适，严重者可能会发生复张性肺水肿，病死率约为20%，应加以重视。

复张性肺水肿的表现与急性左心衰相似，患者引流后短时间内出现明显呼吸困难、端坐呼吸、咳大量粉红色泡沫痰，查体可见脉搏细速、血氧饱合度下降，听诊双肺可闻及广泛湿啰音，胸片可见双肺透光度减低。为预防肺水肿的发生，引流过程中应注意控制引流速度，积液引流达1 000 mL时可暂夹闭引流管，4~6 h后继续引流。如发生复张性肺水肿，应保持气道通畅，可予无创呼吸机支持，必要时气管插管并清除气道分泌物，维持循环稳定，控制输液速度、给予强心、利尿、适当镇静治疗，同时可输注糖皮质激素减轻肺水肿。

6.9　心脏大血管损伤

心脏大血管损伤是胸腔闭式引流过程中的灾难性并发症，例如放置上胸腔引流管时定位有误，经第一肋间置管，可能损伤锁骨下血管引起大出血；放置下胸腔引流管时，如心脏扩张较重或心脏偏向一侧胸腔，需避免粗暴操作等可能导致心脏损伤，处理的关键在于预防，进行引流前结合影像资料仔细评估、精确定位，避免该并发症的发生。

6.10　切口窦道形成

部分患者因脓胸、持续漏气等原因，可能需要较长时间置管引流，出现胸壁窦道，甚至开放性气胸，必要时更换部位引流，或视情况改为开放引流。

7　注意事项

（1）引流切口定位应准确。根据影像学检查及细致的体格检查确定引流位置，并做好标记，在浸润麻醉时再次确认。若遇情况紧急，获取影像学资料困难时，可选择不影响引流效果、最为安全的位置引流，例如在腋下"安全三角"内引流。

（2）局部浸润麻醉应充分，范围应足够。在良好的麻醉下，患者的疼痛轻，能很好地配合手术操作，同时可减少胸膜反应的发生。

（3）麻醉过程中可借助注射器进行诊断性穿刺，抽出积气或积液亦可证实引流部位选择可靠。

（4）分离肌肉进入胸膜腔时应避免暴力、突然进入胸膜腔及进入胸膜腔过深，以免戳伤深部器官。胸部组织的分离，除皮肤及皮下组织外，应沿下位肋上缘进行钝性分离，避免损伤肋间血管及神经。手持止血钳进行分离时，可以手掌握住手柄，食指抵住关节处进胸，从而较易于控制止血钳前段进入胸腔的深度，避免误伤。

（5）固定引流管前应检查引流是否通畅，以便及时进行调整，保证引流效果。

（6）引流管应妥善固定，避免引流管意外脱落，除缝线外，可将引流管以胶带固定于胸壁，减少意外脱管的概率，并减轻牵拉引流管所致的疼痛不适。

（7）引流初期应避免快速大量排气、排液，避免引起复张性肺水肿。首次引流积液不应超过 1 000 mL，此后应夹闭引流管进行间断排液。

（8）定期观察引流情况，包括：引流管是否通畅，水柱是否波动正常，引流量及引流液的性状。

（9）更换引流瓶时，必须以血管钳夹闭胸腔引流管，避免引起开放性气胸。

（10）需搬运患者时，应注意保持引流瓶低于胸膜腔，以免瓶内液体倒流；对有气体溢出的患者需始终保持引流管通畅，不随意夹闭引流管。

（11）如发生引流管脱落，应及时用手指捏压伤口，消毒后以无菌敷料封闭，报告医生及时处理，绝不可擅自将脱出的引流管再插入胸膜腔内，以免造成胸膜腔污染或损伤。

（梅建东　郭成林）

第二章　胸腔穿刺术

胸腔穿刺术（thoracentesis），简称胸穿，是指使用穿刺针经皮穿刺进入胸膜腔，抽取胸膜腔积液或积气，从而达到诊断或治疗疾病目的的一种技术。它是胸外科和呼吸内科常用的基本操作之一。

1　目的

胸腔穿刺术的主要目的包括：引流胸腔积液或积气、明确穿刺物性质、向胸膜腔内注射药物以达到某些治疗目的。

（1）引流液体或气体：当各种原因引起的胸膜腔积液或积气对肺组织产生压迫，导致患者发生呼吸困难等临床症状时，可以使用胸腔穿刺术抽取胸膜腔积液或积气，从而解除液体或气体对肺组织的压迫，促进肺复张，缓解患者相应的临床症状。

（2）诊断性穿刺，明确胸腔积液性质：不明原因的胸腔积液，为明确积液的性质，查找引起胸腔积液的疾病病因。可以采用胸腔穿刺术抽取积液进行检测，如胸水常规、生化、细胞学、乳糜实验、生物学检测等。

（3）胸膜腔内注射药物：特殊情况下，还可以使用胸腔穿刺术向胸膜腔内注射药物以达到治疗的目的。如胸腔持续漏气的患者，可以向胸腔内注射高渗葡萄糖注射液以促进胸腔粘连。对恶性胸腔积液的患者，胸膜腔内注射抗肿瘤药物也可以达到治疗的目的。

2 适应证

（1）诊断：当发生原因不明的胸腔积液时，可行胸腔穿刺术获取胸腔积液，检测其性质，协助诊断原发疾病。

（2）治疗：胸腔穿刺可以解除积液与积气引起的肺压迫、缓解患者呼吸困难等症状；胸腔穿刺的同时还可以向胸膜腔注射药物以达到治疗的目的，如向胸腔注射粘连剂、抗生素、抗肿瘤药物，或进行脓胸冲洗等。

（3）诊断与治疗相结合：胸膜腔穿刺抽取的液体均应行相关检测，如胸水常规、生化、细胞学、微生物检测等。既可以缓解压迫症状，减轻胸膜腔反应，还可以协助疾病诊断，同时达到诊断与治疗两个目的。

3 禁忌证

（1）对局部麻醉药品严重过敏者。

（2）病情危重、体质衰弱或严重心肺功能不全、难以耐受穿刺的患者。

（3）有精神疾病史或其他疾病不能配合穿刺者。

（4）严重凝血功能障碍、有出血倾向者。

（5）胸壁拟穿刺部位有感染者。

4 相对禁忌证

一些情况下，胸腔穿刺风险较高，应权衡利弊，谨慎实施。

（1）机械通气患者：机械正压通气的情况下，容易刺破肺组织，发生气胸风险较高。

（2）合并严重肺气肿、多发肺大泡患者：肺气肿患者，特别是拟穿刺点附件有肺大泡时，应谨慎操作，尽量避开肺大泡部位，以免发生气胸。

（3）疑为肺包虫病患者：肺包虫病患者的胸腔穿刺，可能引起包囊破裂、感染扩散，不宜进行胸腔穿刺。

（4）严重肺结核及大咯血患者。

5　胸腔穿刺点的选择及定位

（1）胸腔积液穿刺点的选择：胸腔积液穿刺一般选择在肩胛下角线第7~9肋间，通常选择叩诊明显呈实音处。若患者病情不允许行肩胛下角线穿刺时（如患者不能行反向坐位时），也可选择腋中线第5~6肋间行胸腔穿刺。特殊情况下，如患者有局限性胸膜腔粘连、或包裹性胸腔积液形成时，需结合胸部CT或超声定位决定胸腔穿刺点的部位。

（2）胸腔积气穿刺点的选择：常规胸腔积气穿刺点选择在锁骨中线第2肋间处，但若胸腔有局部粘连时，还应当结合胸部CT选择合适的穿刺点进行胸腔穿刺。

（3）液气胸的穿刺点选择：当胸腔积液与积气同时存在时，若胸腔积气量不大，穿刺的主要目的是引流胸腔积液时，则选择在肩胛下角线第7~9肋间进行穿刺。若中到大量积气合并胸腔积液时，穿刺点可选择在患侧腋中线第4~5肋间，以达到同时引流液体与气体的目的。

6　胸腔穿刺物品准备

胸腔穿刺术所需物品包括：胸腔穿刺包（内有铺巾、

洞巾、弯钳、齿镊、胸穿针、弯盘、棉球、纱布、治疗盘等），消毒棉签，消毒液，2%利多卡因1支，一次性5 mL及50 mL注射器各1支，干棉球，无菌纱布，聚维酮碘（碘伏），医用胶布，无菌手套，试管3~4支（图2-1）。

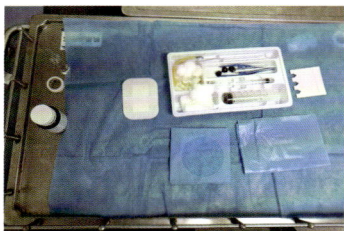

图2-1　胸腔穿刺术物品准备

7　具体操作步骤

7.1　操作前准备

熟悉患者病情，了解胸腔穿刺的目的与适应证，排除禁忌证。与患者及患者亲属充分沟通，详细讲解胸腔穿刺的必要性与可能出现的风险，以及穿刺过程中患者的注意事项，获得患者及家属的理解与配合，签署知情同意书，并嘱患者做好准备，强调穿刺过程中患者尽量不要深呼吸与咳嗽，若确实要咳嗽或特殊情况不能配合时应举手示意，减少穿刺风险与意外。若于床旁进行操作，应当疏散无关人员，使用屏风遮挡患者。

7.2　体位及穿刺点标记

手卫生消毒、穿戴帽子与口罩后，协助患者摆好体位。

①坐位：患者反向跨骑于靠背椅上，双上肢屈曲放于椅背上缘。还可在椅背上放一软枕，患者头部伏于前臂，以增加患者舒适度（图2-2）。②半卧位：将床头抬高，患者半卧于床上，穿刺侧手上抬置于颈后抱头，以充分暴露穿刺部位及扩大穿刺肋间隙（图2-3）。

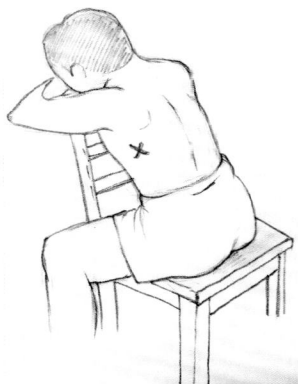

图2-2　坐位

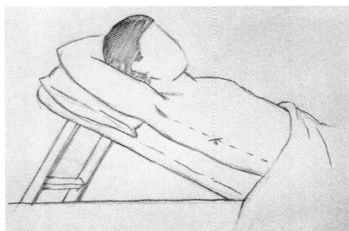

图2-3　半卧位

患者体位确定后，嘱患者保持体位，充分暴露穿刺部位，使用记号笔标记拟穿刺点。常用的穿刺点包括肩胛下角线第7~9肋间、腋中线第5~6肋间，或根据CT和B超定位点进行穿刺。

7.3 操作程序

（1）消毒、铺巾：手卫生消毒后，打开胸腔穿刺包，穿戴无菌手套。整理穿刺物品，检查是否齐全。嘱助手向治疗盘中倒入聚维酮碘（碘伏），使用镊子夹持聚维酮碘（碘伏）棉球，以穿刺点为中心消毒，半径>15 cm，至少消毒2次，第2次的范围不应超过第1次的消毒范围。消毒完毕后以穿刺点为中心铺盖消毒洞巾（图2-4）。

（2）局部麻醉：助手打开2%利多卡因，操作者使用5 mL注射器抽取3~5 mL局部麻醉药。操作者左手拇指与示指绷紧穿刺点，右手持注射器，针尖朝上与皮肤约呈5°夹角进针，在穿刺点皮内注射形成皮丘，后垂直皮肤，逐层深入，浸润麻醉。每次注入利多卡因之前均应回抽无血液后方可注射麻醉药品。浸润麻醉深度应达到胸膜，若注射器回抽见气体或胸腔积液时，表明已达胸膜腔，则应停止注

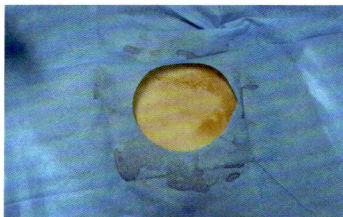

图2-4 消毒和铺巾

射，拔出注射器，使用干纱布适当压迫穿刺点至无明显渗血（图2-5）。

（3）穿刺：①检查穿刺针是否通畅，胶管、注射器等是否密闭及破损（图2-6）。②使用胶管上的夹子夹闭胶管，以免穿刺过程中进气。③操作者左手固定穿刺点，右手持穿刺针沿穿刺点麻醉路径垂直进针，当有明显突破感时停止进

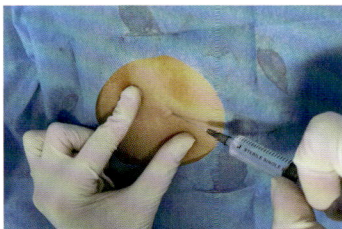

图2-5　局部麻醉

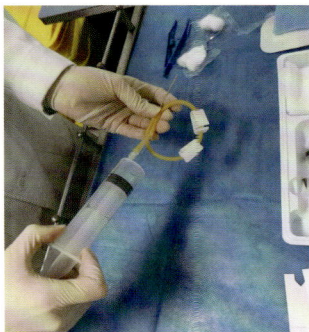

图2-6　检查穿刺物品

针（图2-7）。④操作者左手固定穿刺针，右手将胶管递给助手。助手将50 mL注射器与胶管连接（图2-8）。⑤松开胶管上的夹子，助手开始抽取胸腔积液或积气。⑥当注射器抽满后，再次使用夹子钳夹闭胶管以免漏气。拔出注射器排除胸腔积液，同时应将胸腔积液分装试管送检。⑦继续抽取胸腔积液或积气，穿刺结束后记录胸腔抽液或气量及性状。拔

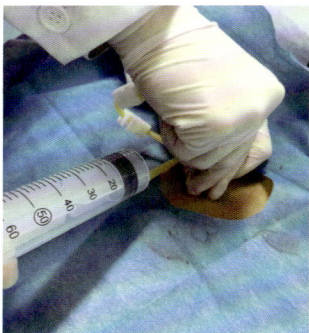

图2-7　穿刺针置入

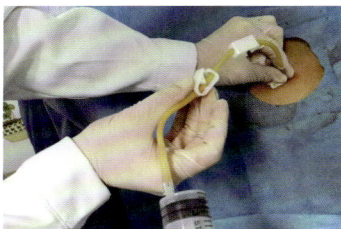

图2-8　连接注射器

出胸腔穿刺针，短暂按压穿刺点，局部消毒后覆盖无菌辅料（图2-9）。⑧结束操作，嘱患者卧位或半卧位休息，整理穿刺物品及操作场所，送检穿刺标本并做好穿刺记录。

8　胸腔穿刺注意事项

（1）穿刺过程中要注意观察患者的面色、表情、呼吸、脉搏等一般情况，若患者出现面色苍白、大汗淋漓、头晕、呼吸困难等不适，应警惕胸膜反应，立即停止操作，并做相应处理。

（2）若患者穿刺时出现剧烈咳嗽，应立即停止操作，防治穿刺针损伤肺而出现气胸。

（3）穿刺时要注意抽气及抽液速度，不宜过快，一次抽气或抽液量最好<1 000 mL。若胸水量大时，应分次进行胸腔穿刺，警惕出现复张性肺水肿。

（4）穿刺点不应选择过低，以免进入腹腔而损伤腹腔脏器。

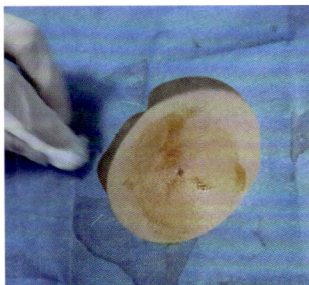

图2-9　拔出穿刺针，局部消毒，铺盖无菌辅料

（5）穿刺时应尽量沿肋骨上缘进针，避免损伤肋间血管及神经。若穿刺针回抽有血液时，应立即拔出穿刺针，压迫片刻后再重新改变穿刺点进行穿刺。

（6）当胸腔内的液体或气体即将抽吸完毕时，肺复张后会摩擦穿刺针，甚至引起穿刺针的摆动。此时应将穿刺针适当向外退出，以免损伤肺而引起气胸。穿刺即将结束，注射器回抽变得较为费力，且穿刺抽出的液体或气体变少时，应果断结束穿刺，以免引起副损伤。

（7）操作过程要严格执行无菌操作，以免引起穿刺部位或胸腔感染。

（8）穿刺结束后应嘱患者卧床休息，操作结束后要严密观察患者的生命体征至少1小时以上，如有不适，及时处理。

9 胸腔穿刺的并发症与防治

9.1 气胸

气胸是胸腔穿刺最为常见的并发症。气胸可能由于穿刺针刺破肺组织或管道漏气使外界空气进入胸腔而发生。穿刺过程中要注意穿刺针的深度，当抽吸液体时有气体或有阻力时要注意肺组织损伤可能，并且操作前、操作中均要确定穿刺管道保持密闭、接口无松动。穿刺前B超定位也有助于减少穿刺损伤肺组织的风险。少量气胸且没有明显症状时，可考虑尽量抽出气体或者不予处理。若大量气胸由穿破肺组织导致，反复穿刺抽吸气体均无明显好转可行胸腔闭式引流，留置引流管。

9.2 血胸

多由于穿刺针刺破肋间动静脉引起，穿刺针应沿肋骨上缘进针，避免损伤肋间血管。若抽胸水过程中发现血性液体应立即停止胸腔穿刺，使用无菌纱布按压穿刺部位数分钟，严密观察患者心率、脉搏、血压，必要时可安排检测血常规及床旁照片了解胸腔情况，使用止血药物。若发现胸腔有活动性出血，则应按进行性血胸处理。

9.3　胸膜反应

胸膜反应是穿刺引起的副交感神经反射所致。主要表现为头晕、面色苍白、大汗淋漓、血压降低、昏厥等。术前应向患者解释胸腔穿刺的目的，介绍操作流程及注意事项，尽量消除患者的紧张及恐惧心理，穿刺过程中也可以通过与患者亲切交谈、嘱患者尽量放松、询问是否有不适来转移患者注意力，减少胸膜反应的发生概率。若穿刺过程中一旦发现出现胸膜反应，应立即停止穿刺。嘱患者平卧、吸氧，密切监测患者生命体征，必要时可皮下注射0.1%肾上腺素0.5 mL或静脉注射葡萄糖注射液。

9.4　复张性肺水肿

复张性肺水肿是胸腔穿刺较为少见但却极为凶险的并发症。若穿刺抽液或抽气的速度和量过快过大，胸膜腔的压力迅速降低，被压缩的肺组织在短时间内快速复张，肺血管随之扩张，可导致肺组织水肿。患者一般表现为剧烈咳嗽、胸闷、胸痛、头晕等症状。因此，穿刺抽液或气体的速度不宜过快，首次抽液或气体的量要<1 000 mL。一旦患者出现复张性肺水肿的症状时要立即停止胸腔穿刺，嘱患者半坐卧位，吸氧。双下肢尽量下垂以减少回心血量，减轻肺淤血。必要时可静脉使用地塞米松、强心药、利尿药，呼吸机辅助呼吸支持等进行治疗。

9.5 感染

穿刺部位或胸膜腔感染较为少见，多为术中污染所致。操作过程中应严格执行无菌操作。一旦发生感染，应积极引流、查找感染源。若发生胸腔感染则应充分引流（胸腔闭式引流），结合使用敏感抗生素治疗。

9.6 腹腔脏器损伤

若穿刺点过低可能导致腹腔脏器损伤，如膈肌、肝脏、脾脏等。术前彩超定位可有效避免腹腔脏器损伤。一旦怀疑腹腔脏器损伤，应立即停止穿刺，拔出穿刺针，密切观察患者一般情况，必要时行腹部彩超或CT检测，动态观察腹腔情况，若发现腹腔活动性出血应及时处理。

10 胸腔穿刺液结果判断

正常生理情况下，胸膜腔内有5~20 mL液体，主要起润滑作用，胸膜腔内每日有500~1 000 mL的胸腔积液产生与回吸收，保持动态平衡。任何原因导致的胸腔积液生成增多或回吸收减少，如胸膜毛细血管静水压增高、胶体渗透压较低、壁层胸膜淋巴回吸收障碍、通透性增加、胸导管损伤、胸部创伤等均可产生胸腔积液增多。按其发病机制一般分为渗出液与漏出液，其鉴别见表2-1。

胸腔积液的结果判断一般包括以下几个方面。

10.1 胸水常规

（1）颜色：漏出液一般为淡黄色或浆液性，渗出液的颜色随病因有所不同。如胸腔出血可引起的红色、暗红色或淡红色的胸腔积液，胸腔化脓性感染可引起的黄色脓性液

表2-1 胸腔穿刺渗出液与漏出液鉴别表

鉴别点	漏出液	渗出液
病因	低蛋白血症、肝硬化等	炎症、肿瘤等
外观	淡黄、浆液性	黄色、红色、乳白色等
透明度	透明	混浊
比重	<1.018	>1.018
凝固	不凝固	凝固
黏蛋白定性	阴性	阳性
蛋白定量	<25 g/L	>30 g/L
葡萄糖	接近血糖浓度	<3.33 mmol/L
乳酸脱氢酶	<200 U/L	>200 U/L
细胞计数	$<100 \times 10^6/L$	$>500 \times 10^6/L$
细胞分类	以淋巴结细胞和间皮细胞为主	急性炎症以中性粒细胞为主、慢性炎症以淋巴细胞为主
肿瘤细胞	无	可有
微生物培养	无	可有

体、乳糜胸的乳白色胸腔积液等;

（2）透明度：漏出液一般为透明或微混,而渗出液多为混浊;

（3）比重：漏出液比重<1.018,渗出液比重>1.018;

（4）凝固性：漏出液纤维蛋白原含量较少,一般不发生自凝,而渗出液常会出现自凝现象。

10.2 细胞学检查

（1）细胞计数：漏出液细胞十数常$<100 \times 10^6/L$,渗出液细胞计数$>500 \times 10^6/L$。

（2）细胞分类：漏出液中以淋巴细胞和间皮细胞为主，在渗出液中病因不同细胞种类也有所不一样。如急性感染以中性粒细胞为主、慢性感染以淋巴细胞为主、过敏性疾病或寄生虫病引起的胸腔积液以嗜酸性粒细胞为主。

（3）脱落细胞学检查：胸水脱落细胞中查到癌细胞是诊断晚期肺癌的重要手段。

10.3　生化检查

（1）黏蛋白定性实验（Rivalta实验）：漏出液黏蛋白含量少，多为阴性。渗出液含量较高，一般为阳性。

（2）蛋白定量：漏出液<25 g/L，渗出液>30 g/L。

（3）葡萄糖检测：漏出液中葡萄糖浓度与血糖相近，而渗出液中葡萄糖浓度常因被分解而降低。

（4）乳酸脱氢酶（LDH）：漏出液中LDH含量<200 U/L，渗出液LDH含量>200 U/L。如化脓性胸膜炎中LDH显著升高、癌性胸水LDH中度升高、结核性胸水LDH轻度升高。

（5）淀粉酶：胸腔积液中淀粉酶显著升高多见于胰腺炎、食管破裂、癌性胸水。

（6）腺苷脱氢酶（ADA）：常用于结核的辅助诊断，ADA>50 U/L常见于结核性胸膜炎。

10.4　微生物检测

常用于感染性胸腔积液的诊治，如细菌、真菌、结核等感染，可在胸水中检出相应微生物，并做培养及药敏试验。

（袁勇）

第三章　伤口换药

1　定义

外科伤口根据伤口被细菌感染的程度区分为：清洁伤口、沾染伤口及感染伤口。伤口换药是指对这些伤口进行敷料更换，促使伤口愈合和防止并发症的方法。由于创面可能出现渗液、化脓、坏死或组织缺损等，所以伤口换药包括检查创面，清除脓液及坏死组织，放置或去除引流物更换敷料和包扎等过程。

2　指征

伤口换药的指征包括：

（1）外敷料被伤口渗液浸透或被外来物污染者。

（2）疑有伤口感染、出血、裂开，需行伤口检查者，或已出现这些情况需行进一步处理者。

（3）伤口内存在异物或失去活力的组织需要清除者。

（4）需移除或更换引流物者。

3　操作原则

伤口换药的操作原则主要包括以下几点：

（1）无菌操作原则：无菌操作原则是伤口换药最基本的原则，其内容包括环境准备、操作者穿戴、手卫生、消毒以及换药中的无菌操作等多个步骤，应贯穿伤口换药的整个操作过程。

（2）彻底清除伤口原则：伤口换药过程中，需保证移除异物，彻底清除失活坏死组织，否则，伤口无法顺利愈合。

（3）通畅引流原则：伤口根据不同的类型，可能会有不等量的渗出，而引流是外科感染病灶治疗的第一原则。对于伤口来说也是如此，伤口换药过程中，需根据伤口感染类型，选择不同的引流材料，达到彻底引流伤口渗液的目的。

4 操作前准备要点

4.1 环境准备

推荐在患者病情允许情况下均在换药室进行伤口换药，但如需在病房换药者，30分钟前应停止一切清扫工作，换药时应清退房间内所有无关人员。如在换药过程中需助手或患者亲属协助，操作者及助手均应佩戴口罩、帽子。

4.2 患者准备

换药前应核对患者床号、姓名等信息，向患者说明换药目的及可能引起的感觉并取得患者合作。在此步骤，应对患者精神状态和身体状态进行评估，判断能否独立完成伤口换药过程，是否需要助手及家属协助。

4.3 操作者准备

换药前，操作者应剪好指甲，衣帽整齐，戴口罩、帽子，帽子需将所有头发罩入，口罩需掩盖口鼻（图3-1）。接触患者前，应按七步洗手法（图3-2）洗手或用快速手消毒剂消毒双手。

4.4　查看伤口

在进行伤口换药前，应仔细检查伤口情况，以预估换药过程中可能发生的情况及需要准备的物资，在换药前进行充分准备。评估伤口时应戴好手套，站在患者右侧，一只手按住皮肤，一只手沿伤口方向撕开敷料固定物（垂直揭开会导致伤口裂开可能性增大，并加重患者疼痛感觉），用手取外层敷料固定物，使用消毒镊子揭去内层敷料。充分了解伤口、创面的部位大小深浅，伤腔内填塞纱布的数量，有无引流物及是否拔除或更换引流管，是否需要扩创或冲洗，是否需要拆线或缝合等。

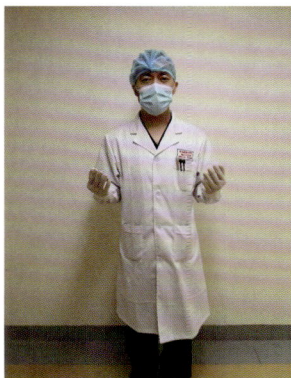

图3-1　操作者穿戴准备

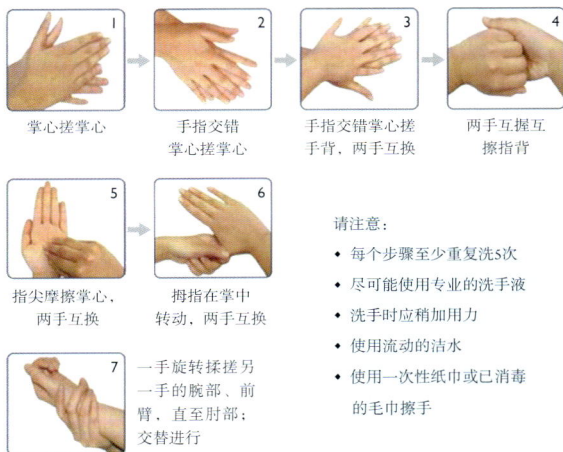

掌心搓掌心

手指交错
掌心搓掌心

手指交错掌心搓
手背，两手互换

两手互握互
擦指背

指尖摩擦掌心，
两手互换

拇指在掌中
转动，两手互换

请注意：
- 每个步骤至少重复洗5次
- 尽可能使用专业的洗手液
- 洗手时应稍加用力
- 使用流动的洁水
- 使用一次性纸巾或已消毒
  的毛巾擦手

一手旋转揉搓另
一手的腕部、前
臂，直至肘部；
交替进行

图3-2　七步洗手法步骤

4.4.1　物品准备

　　脱下手套，根据伤口情况准备敷料及换药溶液等其他物品。推荐使用换药车（图3-3）准备换药物品。换药车的标准配备应包括：分层结构（上层放无菌物品，下层放换药后的污染物品）；手消毒液、锐器盒；污染废物丢弃区（黄色垃圾袋），非污染废物丢弃区（黑色垃圾袋）等，条件好还可以配备胶布等设备。需准备消毒液，换药包，无菌敷料，引流物（引流条、引流管等），剪刀等，必要时，可能需准备清洗伤口的0.9%氯化钠溶液、需使用在伤口内的各种药物、微生物培养和药物敏感试验相关物品等。准备物品时，需注意检查物品消毒有效期，消毒液是否在开瓶时间有效期内等细节问题。

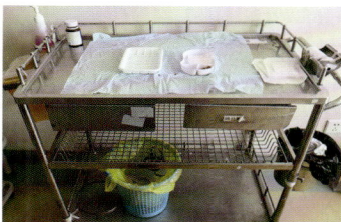

图3-3 换药车的配备

换药过程中，我们常用的消毒液及辅料有如下这些：

（1）酒精：酒精又叫乙醇，是最常用的皮肤消毒剂，75%的乙醇用于灭菌消毒。其消毒原理为乙醇能够吸收细菌蛋白的水分，使其脱水变性凝固，从而达到杀灭细菌的目的。如果使用高浓度乙醇，对细菌蛋白脱水过于迅速，使细菌表面蛋白质首先变性凝固形成一层坚固的包膜，乙醇反而不能很好地渗入细菌内部，以致影响其杀菌能力。75%的乙醇与细菌的渗透压相近，可以在细菌表面蛋白质未变性前逐渐地向菌体内部渗入，使细菌所有蛋白脱水、变性凝固从而杀死细菌。乙醇浓度<75%时，由于渗透性降低，也会影响杀菌能力。由此可见，乙醇杀菌消毒能力的强弱与其浓度大小有直接的关系，过高或过低都不行，效果最好的是75%的乙醇溶液。表皮完整的伤口可以用乙醇换药，如果表皮破损就不能使用乙醇（黏膜消毒同样忌用乙醇），一般选用聚维酮碘（碘伏）。乙醇极易挥发，因此，消毒乙醇配好后，应立即置于密封性能良好的瓶中密封保存、备用，以免因挥发而降低浓度，影响杀菌效果。

（2）含碘消毒液：临床常用的含碘消毒液为碘酊和聚维酮碘（碘伏），它们的对比情况见表3-1。

表3-1 含碘消毒液比较

	碘酊	聚维酮碘（碘伏）
原理	游离状态的碘和乙醇的混合物。其消毒作用的原理是游离状态的碘原子具有超强气化作用，可以破坏病原体的细胞膜结构及蛋白质分子	利用碘的氧化作用，其碘是络合碘。聚维酮碘（碘伏）干后，会形成一种类似油性的薄膜
优点	能够更好地固定细菌的蛋白，而在皮脂腺丰富的地方更具穿透力。所以应用在头皮的创口周围	对黏膜刺激性小，不需用乙醇脱碘，无腐蚀作用，且毒性低。应用于黏膜、皮肤、小儿的换药等，消毒效果均优于碘酊，较少过敏反应，不会发生皮肤烧伤
缺点	出血多的伤口效果不好；创面过大时不宜应用，过敏反应多，需要脱碘，有腐蚀作用	对油腻的创口或者皮脂腺发达的部位无效或者效果不好

（3）0.9%氯化钠溶液：0.9%氯化钠溶液主要用于创口的洗涤湿敷和冲洗。对于一个面积广泛的创口或者合并不平整的创口，冲洗能够去处一些杂质和感染物。湿敷一般用在血供丰富，创面分泌物较多，感染机会小，且感觉敏锐的黏膜。表面潮湿的创面有利于组织生长，这就是我们平时喜欢使用0.9%氯化钠溶液纱布覆盖创面的主要原因，同时0.9%氯化钠溶液纱布还有通畅引流的作用。但由于潮湿的环境也是细菌生长的温床，细菌在6~8 h就会进入对数增殖期，故对于感染严重的创面，要做到勤换药（最好每天3~4次）。

（4）高渗氯化钠溶液：用在创面水肿较重时。使用高渗氯化钠溶液的目的是缓解创口局部肿胀，而能够达到局部脱水作用。高渗氯化钠加凡士林纱布可刺激肉芽的生长，在临床经常用于没有一期闭合的创口，或是感染创口清创彻底后应用。

（5）高渗葡萄糖溶液：高渗葡萄糖溶液为一种脱水剂，能增强血浆渗透压而产生脱水作用，对于感染性创口局部营养差、创口面积大、用其他药物换药后疗效差或无效者，下肢静脉曲张、表面皮肤糜烂溃疡、创面愈合难者，浅Ⅱ度至深Ⅱ度小面积烧伤水肿明显、创面愈合缓慢者及压创疗效较为显著。高渗葡萄糖溶液能均匀分布于创面，造成高渗环境，致细菌细胞脱水，细菌失去繁殖能力，菌体死亡，并能使机体局部细胞脱水，减轻创面及肉芽组织水肿，同时能形成保护膜，防止细胞继续侵入。

（6）凡士林（油纱）：凡士林能提供潮湿的环境有利于创面的肉芽生长，并减少组织液的渗出，早期的创面还可以止血。对于感染严重的创面要慎用，因其易导致引流不畅，常加重感染。

（7）3%过氧化氢溶液：过氧化氢溶液能清洗创伤、溃疡、脓窦，松解坏死组织，去除粘附的敷料。

（8）各类抗生素溶液：如5%庆大霉素溶液、0.02%呋喃西林溶液、甲硝唑溶液等，主要用于各类敏感细菌感染伤口的冲洗和治疗。但目前有证据显示局部使用抗生素容易导致细菌耐药，故目前已较少采用。

（9）氧化锌明胶：主要用于经久不愈的溃疡型伤口创面。

（10）胰岛素：主要应用于糖尿病患者的不愈合创口。

（11）0.05%洗必泰：用于创面、伤口冲洗。

（12）利凡诺：收缩创口效果最好（直接湿敷）。

（13）50%硫酸镁溶液：硫酸镁溶液主要用于用于挫伤、蜂窝织炎、丹毒等的消炎消肿。

（14）硼酸软膏：硼酸软膏主要用于烧伤、擦伤、皮肤溃疡及压创。用硼酸溶液湿敷直到肉芽组织新鲜，使用生肌散粉末可以促进肉芽组织生长。

此处我们仅列举了临床最常用的一些消毒液和辅料，还有很多不常用的辅料，我们没有详述。

换药过程中，可选择的引流物包括如下几种：

（1）油纱布（条）：用于清洁或新鲜肉芽组织创面，以促进上皮生长。

（2）盐水纱布（条）：利用虹吸作用，引流分泌物较多的创面。

（3）橡皮片引流：用于浅表、窄腔的伤口（如颈部、指端）。

（4）卷烟引流：既可发挥虹吸作用，又可减少刺激，防止粘连，多用于腹腔内Ⅱ类、Ⅲ类切口的引流。

（5）管状引流：由各种形状的橡皮管或硅管制成，置入体腔（腹腔、胸腔、关节腔等）或腔隙较大或较深的创口，可供持续引流（包括负压引流等）或灌浇药物注入之用。使用过程中需注意引流管必须妥善固定，严防脱落，一旦脱落必须即时处理，最大限度避免脱落后造成的不良后果。

物品准备完成后，应再次戴好手套打开换药包。目前最常用的换药包为一次性换药包，包内一般有2个无菌弯盘，2把镊子，乙醇棉球等。夹拿器械时，镊子一定要头朝下，不可以翘起来。用镊子将换药碗分开，分出无菌的置物碗及污物碗，打开消毒液、敷料、棉球、0.9%氯化钠溶液、引流物等换药用品，在保证无菌原则的前提下放入无菌置物碗中。镊子应区分夹持清洁物品的镊子和触碰污染区域的镊子，分区域摆放（图3-4）。

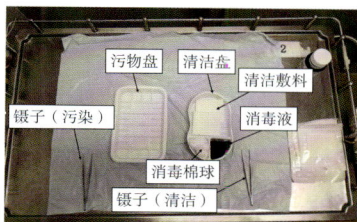

图3-4 换药碗摆放

5 操作要点

伤口换药的操作要点主要包括伤口消毒、创口清理、引流物置入、敷贴覆盖等几个步骤，下面，我们进行逐一说明。

5.1 伤口消毒

左手持敷料镊夹取棉球，递至右手消毒镊子中，两手保持相对固定姿势，无特殊情况不随意将钳子镊子放下。两把镊子不可碰撞接触，如要拧干棉球，敷料镊要高于消毒镊。全换药过程中钳尖镊尖应朝下。消毒镊不可入无菌碗中夹取棉球及敷料，亦不能放回无菌碗内。如伤口有血块等需要蘸洗，应于消毒前用0.9%氯化钠溶液蘸洗。清洁伤口由内向外回字形消毒，污染伤口应由外向内消毒，消毒范围距伤口至少5 cm，应略超过覆盖的纱布。消毒3遍，每次消毒范围不超过前一次的消毒范围，不留空白区。消毒后棉球置于相对有菌的污物碗中。

5.2 创口清理

对于感染伤口或者污染伤口，创口清理是非常重要的步骤，必须要清除创口内所有异物、脓苔和坏死失活组织，肉芽组织才能尽快生长，切口才能尽快愈合，所以这一步对于感染和污染伤口非常重要。其原则是引流排脓，必要时拆开缝线，扩大伤口，彻底引流。

需要的话，可以采用伤口内3%过氧化氢和0.9%氯化钠溶液反复冲洗，有坏死组织的应给予清创，化脓伤口换药时，一定要仔细擦掉或者刮除伤口处的脓苔，且不能因为患者的疼痛而不碰伤口，脓苔除去后要有鲜血渗出，这样才有助于伤口愈合。谨慎掌握抗菌药物局部使用的原则，除少数特例外，原则上不用。

5.3 引流物置入

对于污染和感染伤口来说，由于创面渗出比较多，肉芽组织生长不够，直接缝合往往无法愈合，所以需要在伤口内置入引流物，一般说来，对于感染伤口，常使用纱条（盐水纱条、油纱等）；对于污染伤口，常使用橡皮引流片或者引流管进行引流。伤口内填塞纱条的时候，需要从伤口最底部开始，将伤口填满，要求不留死腔。

根据伤口渗出物的多少调节每天换药的次数，一般每天换药1~3次。

5.4 敷贴覆盖

最后需使用敷料覆盖伤口，选择敷贴的种类应根据伤口渗出的多少来决定。原则来说，渗出越多，需要敷贴的厚度越厚。对于清洁伤口，可采用普通商品化的伤口敷贴。对于渗出较多的伤口，可采用无菌纱布或棉垫进行覆盖。使用纱布的时候，根据伤口将纱布打开适合的大小，光面朝伤口及朝外，铺4~6层（未打开的纱布算4层，完全打开的纱布算1层），不留毛边。一般覆盖面积应超过伤口四周3~5 cm，略小于消毒的范围。

胶布固定方向：顺皮纹方向，由近向远，两边压边粘贴，中间根据固定、美观的原则决定胶布数量，胶布距纱布边缘3 cm。先贴上方后贴下方，先贴前方后贴后方。

6 注意事项

（1）如果患者有多处伤口，那么在整个换药过程中，应该按清洁—污染—感染—隔离伤口依次进行，严格执行无菌技术操作和手卫生规范。

（2）有多名患者需要换药的情况下，不管伤口类型如何，给不同的患者之间换药需要进行严格手卫生。

（3）合理掌握换药的间隔时间，间隔时间过长不利伤口愈合，间隔时间过短因反复刺激伤口也会影响伤口愈合，同时增加患者痛苦，并造成浪费。所以，如果患者伤口敷料清洁干燥，可以不用换药。

（4）换药结束后，须将一切用具放回指定的位置。反复使用的物品，如金属碗盘、剪刀、镊子等，应放在专门的回收区域。污染的敷料、一次性换药耗材应立即放在医疗废物筒内（黄色垃圾袋），不得随便丢弃。

（5）换药结束后，应再次注意手卫生。

（胡杨）

第四章　胸外科常见手术体位

手术体位对于手术的顺利进行至关重要。合适的手术体位不仅能帮助外科医生顺利完成手术操作，还能避免由于体位不当对患者身体造成的伤害。胸外科常见的手术体位主要有侧卧位、平卧位、半俯卧位等。每种手术体位都有其适用的范围。外科医生可根据需求选择不同的手术体位来完成手术。近年来，为了适应胸腔镜等微创胸外科手术的发展，满足不同手术操作条件，胸外科手术体位也在传统开放手术体位的基础上发生了相应的变化。本章，我们将结合不同的手术类型与方式，逐一为大家介绍目前常见的几种胸外科手术体位。

1　胸腔镜肺手术侧卧位

经一侧胸腔行肺部腔镜手术时，常常需要将患者摆放为健侧卧位。如行右肺手术时，则需摆放为左侧卧位。华西医院胸外科自2005年开展胸腔镜肺部手术以来，在刘伦旭教授的带领下，创立了胸腔镜单向式肺叶切除术。我们在探索手术方法的同时，也对传统开放手术的侧卧位摆放方式做了相应的调整，以适应新的手术操作方式。现以右肺手术时的左侧卧位为例，详细描述如下。

1.1　体位摆放流程

患者脱去上衣，平卧于手术台。注意患者腰部需正对手术台折刀位的关节处。待患者麻醉插管及动静脉穿刺、导尿等术前准备工作完成后，先放置头枕。放置头枕时，由麻醉医生一手固定住气管导管，避免导管移位，另一手将患者头部托起；同时由一名手术医生将患者肩部也一并抬起。随后巡回护士将头枕放置于患者枕后，与传统剖胸手术不同的是，头枕上方需覆盖一张长度为头枕长度2倍的包布，超出的部分后续用于患者右上肢的固定。头枕放置完毕以后，由两名医生、一名巡回护士及一名麻醉医生共同配合，将患者由平卧位翻动为侧卧位。翻动体位时，麻醉医生负责保护气管导管并托住患者的头颈，两名医生立于患者右侧，一人负责患者躯干的抬起与翻转，另一人负责患者髋部的抬起与翻转。三人同时一起用力，将患者由平卧沿身体轴线翻转为90°侧卧。与此同时，巡回护士需手持腋枕与棉垫，在医生将患者抬起翻转的同时，将腋枕与棉垫塞入患者与手术台面之间。腋枕置于躯干处，棉垫置于髋部骨性结构最突出的部位，防止长时间手术造成压创。患者左侧上肢自然前伸置于托手架上并妥善固定，右侧上肢向头侧屈曲置于头枕上方，并用事先准备好的包布包绕固定，髋部前后采用柔软的沙袋填补身体与手术台边缘之间的空隙，塞紧后将手术台的束缚带固定于患者的髋部（图4-1）。患者侧卧并固定完毕后，调整手术台腰桥角度，使之成折刀位（图4-2）。至此，腔镜肺部手术的侧卧位摆放完毕。

此体位除了适用于腔镜肺部手术以外，同样适用于腔镜

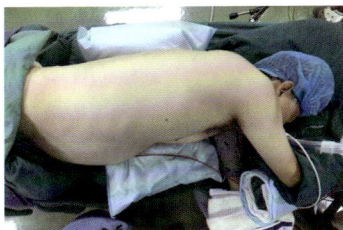

图4-1　胸腔镜肺手术体位（俯视）

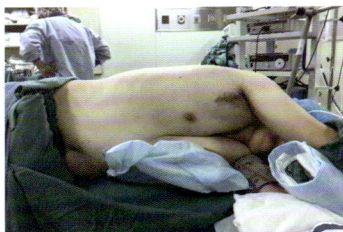

图4-2　胸腔镜肺手术体位（腹侧）

下需侧卧位完成的各类手术，如腔镜后纵隔肿瘤切除术。

1.2　要点

（1）患者侧卧时需在两腿之间放置一柔软物将双腿隔开，如枕头或厚棉垫，尤其是膝关节处，避免局部压伤。双下肢约呈45°自然屈曲，前后分开放置，保持两腿呈跑步时姿态屈曲位。

（2）患者右上肢包裹于头枕的包布内，可避免术中右上肢阻碍器械向头侧移动。由于右上肢缺少了托手架的支撑，故患者躯干上半部分可能会偏俯卧位，为纠正患者侧卧的角度，此时可在患者右上肢肘关节与左上肢之间放置一柔软支撑物，如棉垫卷。其厚度可根据需要的角度大小进行调整。

（3）腋枕的位置不能紧挨腋窝，而需要与腋窝保持一拳左右（约10 cm）的距离。

（4）髋部填塞沙袋时，务必要将前后空间填满。沙袋体积不够时，可使用其他布类加填。沙袋切勿高出髋部或填塞过多的布类导致髋部隆起，影响术中器械使用。另外，对于男性患者，髋部固定时还要注意避免对生殖器的挤压。

（5）折刀位需使躯干部水平，下肢稍向下坠。原则是尽量使患者髋部尤其是女性患者的髋部不高于患者躯干，避免影响术中器械的使用。

2　开放肺手术或食管手术侧卧位

虽然目前绝大多数的胸外科手术采用微创的方式，但仍有部分患者的病情不适合在腔镜等微创的方式下进行手术。所以开放手术也是胸外科医生必备的手术技能。那么，与开放手术相应的手术体位也是胸外科医生应该掌握的内容。对于传统剖胸手术，行肺部或食管甚至是后纵隔手术时，区别往往仅在于不同肋间的选择，而手术体位常常是相似的。本小结，我们同样以右侧剖胸手术为例，详细介绍开放性肺和食管手术时常用的侧卧位。

2.1　体位摆放流程

开放手术的侧卧位与腔镜手术大致相同，仅因为器械操作的特点不同而存在一些细节上的不同。患者脱去上衣，平卧于手术台。注意患者腰部需正对手术台折刀位的关节处。待患者麻醉插管及动静脉穿刺、导尿等术前准备工作完成后，先放置头枕。放置头枕时，由麻醉医生一手固定住气管导管，避免导管移位，另一手将患者头部托起；同时由一名手术医生将患者肩部也一并抬起。与腔镜手术不同的是，开放手术时，无需将右上肢固定于头枕处，故不需要在头枕表面再加盖一层包布。头枕放置完毕以后，由两名医生、一名巡回护士及一名麻醉医生共同配合，将患者由平卧位翻动为侧卧位。翻动体位时，麻醉医生负责保护气管导管并托住患者的头颈，两名医生立于患者右侧，一人负责躯干的抬起与翻转，另一人负责髋部的抬起与翻转。三人同时用力，将患者由平卧沿身体轴线翻转为90°侧卧。与此同时，巡回护士需手持腋枕与棉垫，在医生将患者抬起翻转的同时，将腋枕与棉垫塞入患者与手术台面之间。腋枕置于躯干处，棉垫置于髋部骨性结构最突出的部位，防止长时间手术造成压创。患者左侧上肢自然前伸置于托手架上并妥善固定；右侧上肢同样向患者前上方自然伸直置于托手架固定。开放手术时亦可选用双层托手板用于双上肢的放置，但现在更推荐患者双手呈环抱状，而使用双层托手板无法做到。髋部前后采用柔软的沙袋填补身体与手术台边缘之间的空隙，塞紧后将手术台的束缚带固定于患者的髋部（图4-3）。患者侧卧并固定完毕后，调整手术台腰桥角度，使之成折刀位（图4-4）。至此，开放手术的侧卧位摆放完毕。

2.2　要点

根据上述流程，我们可以看出，开放手术的侧卧位与腔镜手术的区别在于双上肢的固定方式。腔镜手术由于器械较

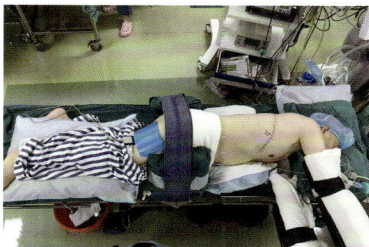

图4-3　开放肺手术或食管手术体位（俯视）

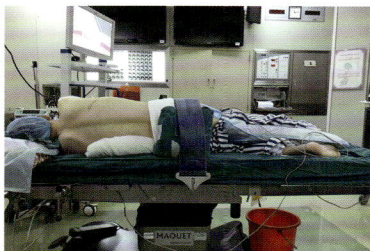

图4-4　开放肺手术或食管手术体位（背侧）

长，操作角度要求高，需尽可能避免肢体对器械的阻挡，故要求上肢尽量低于或远离手术操作的平面。而开放手术时，则对上肢的摆放要求不高。但摆放开放手术体位时仍需注意以下三点：

（1）患者的躯干部应根据不同主刀医生的习惯，尽量接近主刀医生一侧的手术台边缘，这样可以减轻主刀医生的劳动负荷。

（2）患者与手术台并不是绝对成90°夹角侧卧，可根据肿瘤位置及主刀的需求，适当前倾或后仰一定角度，以获得最佳的手术视野。

（3）术侧上肢屈曲呈抱球状置于可调节托手架上，远端关节稍低于近端关节；下侧上肢外展于托手板上，远端关节高于近端关节，共同维持胸廓自然舒展。肩关节外展或上举不超过90°；两肩连线和手术台成90°夹角。

3 胸、腹腔镜联合食管手术体位

微创食管癌手术，因其能够显著降低手术创伤并获得满意的治疗效果，近些年被广泛探索与应用。微创食管癌手术中，不论是"三切口"的McKeown，还是"两切口"的Ivor-Lewis，均涉及胸部手术和腹部手术两种体位。接下来，我们将介绍微创食管癌手术中的两种体位。

3.1 胸部体位摆放流程

微创食管癌手术胸部体位多采用半俯卧位。其摆放流程与开放手术大致相似。患者脱去上衣，平卧于手术台。待患者麻醉插管及动静脉穿刺、导尿等术前准备工作完成后，先放置头枕。放置头枕时，由麻醉医生一手固定住气管导管，避免导管移位，另一手将患者头部托起；同时由一名手术医生将患者肩部也一并抬起。头枕放置完毕以后，由两名医生、一名巡回护士及一名麻醉医生共同配合，将患者由平卧位翻动为侧卧位。翻动体位时，麻醉医生负责保护气管导管并托住患者的头颈，两名医生立于患者右侧，一人负责患者躯干的抬起与翻转，另一人负责患者髋部的抬起与翻转，三人同时一起用力，将患者由平卧沿身体轴线翻转为前倾45°的半俯卧位。与此同时，巡回护士需手持腋枕与棉垫，在医生将患者抬起翻转的同时，将腋枕与棉垫塞入患者与手术台面之间。腋枕置于躯干处，棉垫置于髋部骨性结构最突出的部位，患者左侧上肢自然前伸置于托手架上并妥善固定。右侧上肢同样向患者前上方自然伸直置于托手架固定。髋部前后采用柔软的沙袋填补身体与手术台边缘之间的空隙，塞紧后将手术台的束缚带固定于患者的髋部（图4-5）。患者侧卧并固定完毕后，适当调整手术台腰桥角度，使之成折刀位（图4-6）。至此，微创食管癌半俯卧位体位摆放完毕。

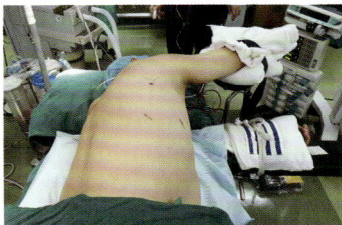

图4-5　胸、腹腔镜联合食管手术体位——胸部体位（足侧）

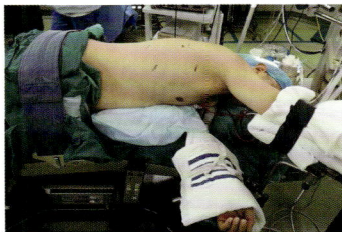

图4-6　胸、腹腔镜联合食管手术体位——胸部体位（腹侧）

3.2 腹部体位摆放流程

患者仰卧于手术台，双上肢置于身体两侧并妥善固定。如术者选择在患者身体右侧操作，则患者双腿可并拢置于手术台，束缚带固定于患者髋部后，可将手术台调整至头高脚低位，并适当向术者一侧倾斜（图4-7）。如术者选择在患者足端进行腹部手术，则需将患者双腿分开约60°并妥善固定，手术台只需调整至头高脚低位，无需倾斜（图4-8）。

3.3 要点

（1）患者胸部手术时的半俯卧位，需注意患者左上肢受压的情况。同时右上肢前伸后高度不能高于躯干平面，避免影响器械使用。其他注意要点基本与腔镜手术时的侧卧位相同。

（2）如果是"三切口"的McKeown手术，还需在颈部做吻合手术。故需要将患者的肩部用厚度适中的布类或软垫垫高，形成高肩仰卧位。并同时将患者头偏向右侧，尽量显露左侧颈部（图4-9）。

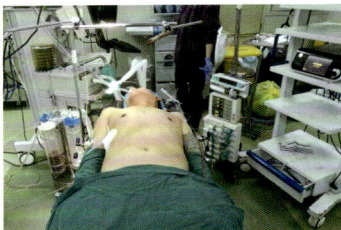

图4-7　胸、腹腔镜联合食管手术体位——双腿并拢的腹部体位（足侧）

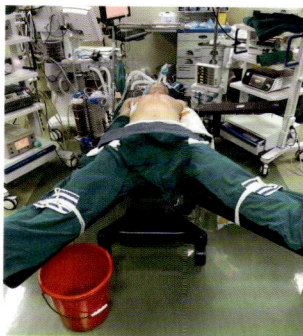

图4-8 胸、腹腔镜联合食管手术体位——双腿分开的腹部体位（足侧）

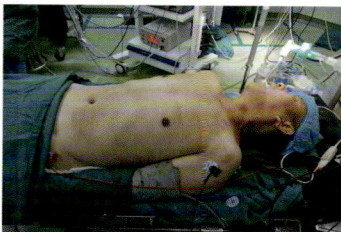

图4-9 Mckeown左颈手术体位

（3）患者仰卧位行腹部手术时，往往需要倾斜手术台，所以务必用束缚带将患者妥善固定。

（4）分腿仰卧位时需评估双侧髋关节功能状态，是否实施过髋关节手术。防止腿板折叠处夹伤患者。两腿分开不宜超过60°，以站立一人为宜，避免会阴部组织过度牵拉。

4 胸腔镜前纵隔手术斜仰卧位

前纵隔手术，如胸腺肿瘤切除、全胸腺切除或胸腺扩大切除术，近年来多采用胸腔镜微创的方式来完成。侧卧位时由于前纵隔显露不佳，我们多采用斜仰卧位来进行手术。斜仰卧位时胸内脏器可自然下坠，为前纵隔手术留出足够的空间。下面我们将以经右胸的前纵隔手术为例，介绍斜仰卧位体位的摆放。

4.1 体位摆放流程

患者脱去上衣，平卧于手术台。待患者麻醉插管及动静脉穿刺、导尿等术前准备工作完成后，先放置头枕。在手术部位一侧沿手术床纵轴平行垫胸垫，使术侧胸部垫高约45°；健侧手臂外展置于托手板上，术侧手臂用棉垫保护后屈肘呈功能位固定于麻醉头架上；患侧下肢用大软枕支撑，健侧大腿上端用挡板固定。最后在患者髋部覆盖棉垫后再使用束缚带固定患者（图4-10）。

4.2 要点

（1）注意患侧上肢必须包好，避免肢体直接接触麻醉头架，导致电烧伤。

（2）使患者手指外露以观察血运情况。

（3）保持患者前臂稍微抬高，避免肘关节过度屈曲或上举，防止损伤桡神经、尺神经。

（4）使患者尽量贴近术者一侧的手术台边缘，便于术者术中操作。

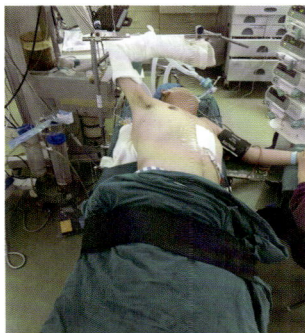

图4-10 胸腔镜前纵隔手术斜仰卧
位（足侧）

5 胸腔镜经剑突下入路的仰卧位

经剑突入路是微创前纵隔手术的另一类常见入路。相比于经一侧胸腔的入路，该入路切口位于剑突下及肋缘下方，更加美观。同时不会损伤到肋间神经，术后长期慢性疼痛的情况也相对减少。部分医生还认为剑突下入路时术中视野更好，对于胸腺手术而言，在切除的彻底性及对膈神经等结构的保护方面更有优势。下面，我们将介绍经剑突下入路胸腺手术时使用的人字分腿仰卧位。

5.1 体位摆放流程

麻醉前让患者移至合适位置，使骶尾部超出手术床背板与腿板折叠处适合位置。嘱患者脱去上衣，平卧于手术台。待患者麻醉插管及动静脉穿刺、导尿等术前准备工作完成后，放置合适的头枕。调节腿板，使患者双下肢分开。由一名医生抱住患者腰背部轻轻抬起，由巡回护士将一大小合适的软枕置入患者腰背部与手术台之间，使其剑突部位隆起高于胸部及腹部，再使用束缚带妥善固定患者髋部及双下肢，最后调整手术台为头高脚低位，但不超过30°。至此，人字分腿仰卧位体位摆放完成（图4-11）。这个体位与食管癌腹部手术时的分腿仰卧位大致相同，区别在于腰背部需要另外垫高，以获得在剑突下手术所需的足够空间。

5.2 要点

（1）患者骶尾部需超出手术床背板与腿板折叠处约5 cm。既保证对患者躯干足够的支撑，又避免主刀医生距离手术操作区太远。

（2）与食管癌腹部手术时的分腿仰卧位一样，需评估双侧髋关节功能状态，是否实施过髋关节手术。防止腿板折叠处夹伤患者。两腿分开不宜超过60°，以站立一人为宜，避免会阴部组织过度牵拉。

（3）腹部肥胖的患者，往往会导致剑突下操作空间不足，此时可酌情调整手术台腰桥，尽量使患者腹部低于患者

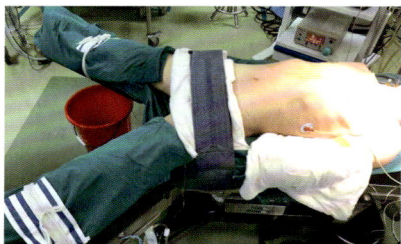

图4-11　胸腔镜经剑突下入路的仰卧位（俯视）

剑突平面。

6　经胸骨正中手术的仰卧位

　　仰卧位是外科手术最常用的手术体位，其适用于多数头颈部、颜面部、胸腹部及四肢的手术。胸外科部分前纵隔肿瘤目前仍需经正中剖胸进行手术，故仰卧位也是常见手术体位之一。下面我们将介绍仰卧位的摆放。

6.1　体位摆放流程

　　嘱患者脱去上衣，平卧于手术台。待患者麻醉插管及动静脉穿刺、导尿等术前准备工作完成后，放置头枕。头枕应处于中立位置，头枕高度适宜。患者头和颈椎处于水平中立位置；双上肢可外展置于托手板上，亦可摆放于患者身体两侧后用布单固定。患者膝下宜垫腘枕，足下宜垫足跟垫，距离膝关节上或下5 cm处及髋部用约束带固定患者，松紧需适宜。至此，仰卧位即摆放完成（图4-12）。医生可根据需要

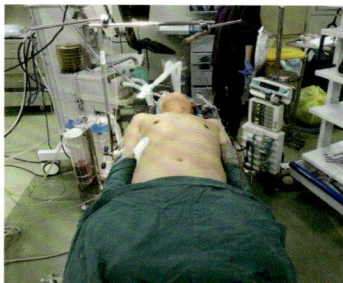

图4-12　经胸骨正中手术的仰卧位

适度调整左右倾斜角度及头脚倾斜角度。

6.2 要点

（1）根据需要在骨突处（枕后、肩胛、骶尾、肘部、足跟等）垫保护垫，以防局部组织受压。

（2）上肢固定不宜过紧，预防骨筋膜室综合征。当外展双上肢时，掌心面向上，远端关节略高于近端关节，有利于上肢肌肉韧带放松和静脉回流。

（3）肩关节外展不超过90°，颈部避免过度扭曲，以防止损伤臂丛神经。

胸外科所有体位摆放的总的原则应该是在减少对患者生理功能影响的前提下，充分显露手术视野，提供足够的操作空间，保护患者隐私。具体来说应该做到以下这些方面：保持人体正常的生理弯曲及生理轴线，维持各肢体、关节的生理功能体位，防止过度牵拉、扭曲及血管神经损伤；注意分散压力，防止局部长时间受压，保护患者皮肤完整性；正确约束患者，松紧度适宜，维持体位稳定，防止术中移位、坠床；根据不同的手术类型、手术需求，选择适宜的体位及体位设备；移动或安置体位时，手术团队成员应当相互沟通，确保体位安置正确，各类管路安全，防止坠床；安置体位时，避免患者身体任何部位直接接触手术床金属部分，以免发生电灼伤；避免将患者裸露的不同部位皮肤之间直接接触，以免发生电灼伤；术中应尽量避免手术设备、器械和手术人员对患者造成的外部压力。

（朱云柯）

第五章　胸部手术切口设计

　　手术切口设计影响术者对手术野的观察、操作，良好的手术切口设计方便观察、暴露和操作，对手术的顺利进行显得尤为重要。胸部手术目前可通过剖胸和胸腔镜两种途径来进行入路。根据手术靶器官和病变的空间分布，手术切口的选择存在明显的差异。下面仅对胸外科常见手术切口进行叙述。

1　剖胸手术切口设计

　　胸部手术根据病变的位置、手术方式，我们可以设计不同的手术切口。最常用的剖胸手术切口当属后外侧切口。此外，前外侧切口、前正中切口在常规胸部手术中也较为常用。其他还有蚌壳状切口、musle-sparing切口、腋下小切口、听诊三角小切口等，以及一些联合切口。

　　（1）后外侧切口（图5-1）在胸外科应用最为广泛。其具有暴露好、视野宽、操作空间大、适合多人观察等优势。但需要切断胸壁的两大肌肉——背阔肌和前锯肌，对胸廓的完整性破坏较大，并会影响患侧的肩关节功能。

　　后外侧切口适用于绝大部分胸外科手术，包括肺、胸段

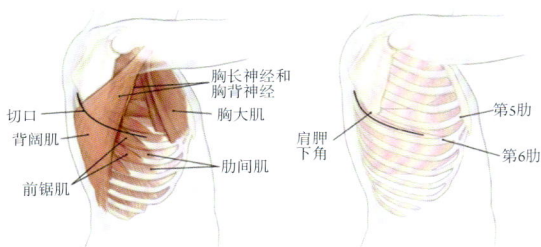

图5-1 后外侧切口示意图

气管、食管、后纵隔等的手术。通常情况下，对于上/中肺叶手术我们选择第4肋间进入胸腔，下肺叶手术我们选择第5肋间进入胸腔。胸段气管手术也多采用右侧后外侧切口第4肋间进入胸腔。

对于食管疾病也可以考虑经后外侧剖胸切口实施手术治疗。根据食管肿瘤的位置，可选择不同的肋间进入胸腔，当病变位于下段，可行主动脉弓下吻合时，可选择第6肋间进入胸腔。若需行主动脉弓上吻合时，可选择第5肋间进入胸腔。对于食管的良性病变，如食管平滑肌瘤、贲门失弛缓、食管憩室等，则根据病变的位置，选择就近的肋间进入胸腔进行手术，故第4、5、6、7肋间均可选。

后纵隔病变手术切口的选择主要根据病变的位置决定。通常情况下，上纵隔的病变选择第4或者第3肋间进入胸腔，而下纵隔的病变选择第5或者第6肋间进入胸腔。

（2）前外侧切口（图5-2）可以用于暴露肺门前方的结构、前纵隔等区域。由于前外侧切口在患者麻醉后无需变动体位，前外侧胸壁较薄，进胸较为快捷，因此胸部外伤患者需急诊剖胸探查时，可选择该切口。此外对于需同

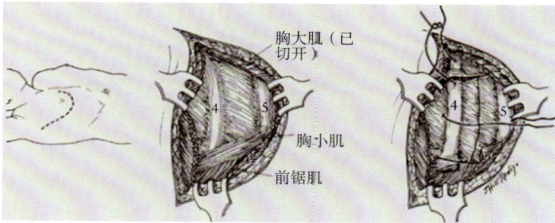

图5-2　前外侧切口示意图

时行双侧胸腔手术的患者，也可以考虑同期双侧前外侧切口完成该类手术。前外侧切口可通过第4肋间或者第5肋间进入胸腔。该切口对后纵隔的显露欠佳，涉及后纵隔区域的手术最好避免使用该切口。

（3）前正中切口（图5-3）主要用于显露前纵隔病变，如胸腺瘤、畸胎瘤等前纵隔肿瘤。对于部分颈胸交界区的气管肿瘤，也可考虑通过前正中切口进行手术治疗。该切口可

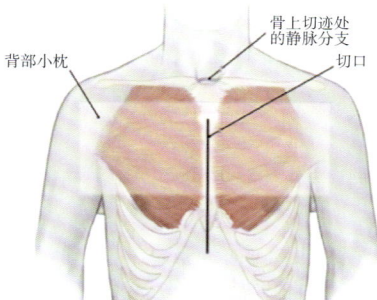

图5-3　前正中切口示意图

以让心脏、大血管得到良好的暴露，尤其是前纵隔肿瘤侵犯大血管时，通过该切口处理也有明显优势。此外，通过前正中切口，切开双侧纵隔胸膜，可显露双侧肺，对于双侧肺部疾病需要同期手术的患者，也可考虑使用该切口。但该切口需纵行劈开胸骨，创伤较大。

（4）蚌壳状切口（Clamshell）（图5-4）是将胸骨横行离断，使双侧侧外侧切口连通的一种切口。该切口可同时暴露双侧胸腔及纵隔的器官。临床多用于肺移植、双侧胸腔手术、胸腔及纵隔同期手术。但该切口创伤大。

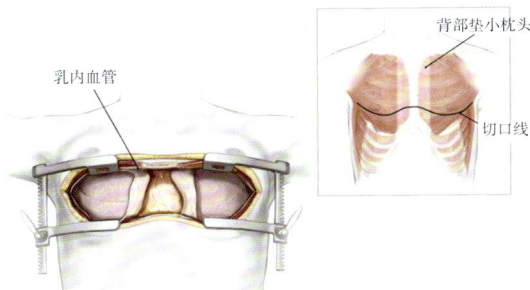

图5-4　蚌壳状切口（Clamshell）示意图

（5）musle-sparing切口是在第4肋间或者第5肋间背阔肌前缘向前作的切口（图5-5）。该切口不影响背阔肌，仅沿前锯肌肌束方向分开前锯肌，因此对胸壁大肌肉影响小。可用于多种手术，包括肺、前纵隔等病变的手术治疗。由于切口小，多数情况下仅主刀医生可通过切口观察，有时需戴头灯帮助照明。也可考虑在胸腔引流管安放位置置入胸腔镜进行照明，利于观察。此外还有腋下小切口和听诊三角小切

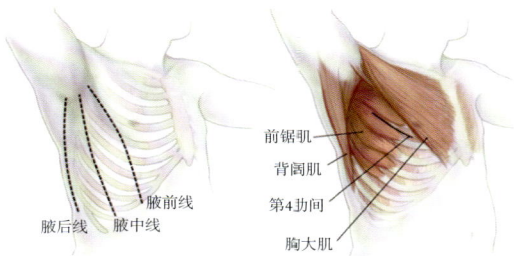

前锯肌

背阔肌

第4肋间

胸大肌

腋前线

腋后线 腋中线

图5-5 musle-sparing切口示意图

口。前者是在腋下区域作纵向的皮肤切口，暴露骨性胸廓以后沿肋间进入胸腔。该切口位置高，适合于上半胸腔的手术，如肺上叶切除、上纵隔肿瘤等。听诊三角小切口是以听诊三角为定位点，沿肋间所作的小切口。该区域主要为筋膜组织，对肌肉影响较小。由于目前胸腔镜手术的发展、普及，相比该类小切口，胸腔镜手术更为微创，观察也更为方便和全面，故上述小切口的临床应用已明显减少。

2 胸腔镜手术切口设计

　　胸腔镜手术是通过数个分布在胸壁不同位置的切口进行观察、暴露和各种操作，相互配合完成胸腔内的手术。由于切口小、位置固定，胸壁切口受肋骨的限制，若切口位置选择不当，将使操作别扭，难以到位，动作变形等，不仅增加手术难度，也增加手术的风险，故切口位置的选择非常重要。胸腔镜手术切口设计的一般原则主要包括：方便器械进出，并能顺利到达靶区进行操作；方便探查、处理整个胸腔内的情况；避免出现镜像；不影响中转开胸；尽可能减少箭头效应。

2.1 胸腔镜肺手术的切口设计

胸腔镜肺手术的切口设计目前并无固定的模式，切口的位置和数目根据不同的术者可有不同的变化，目前较为常用的是三孔设计，近年来单孔胸腔镜手术也逐渐为部分胸外科医生接受和使用。根据不同的操作流程，目前有几种切口设计方案。

最早使用的三孔切口设计要求将三个切口均设计在侧胸壁，三个切口呈等边三角形分布（图5-6）。一般观察孔位于腋中线第7肋间，两个操作孔分别位于腋后线第6肋间和腋前线的5肋间。这种切口设计使几个切口均集中在侧胸壁，器械进入后几乎正对纵隔，而与肺门结构呈接近平行的关系。在处理肺门结构时，尤其是放置直线切割缝合器时不易通过建立的通道或者需要游离较长的距离才方便通过。切割时残端的长度控制也存在一定困难。

四川大学华西医院的刘伦旭教授于2006年提出了单向式胸腔镜肺叶切除术，并设计了与该手术方式相适应的切口设计（图5-7）。具体而言，该术式的切口为三孔设计，其中观察孔位于腋中线第7肋间，直径大小约1 cm，副操作孔位于腋后线偏后第9肋间，直径大小约2 cm，主操作孔位于腋

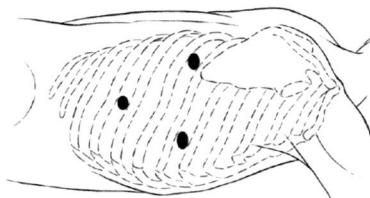

图5-6　呈等边三角形的对称性切口设计

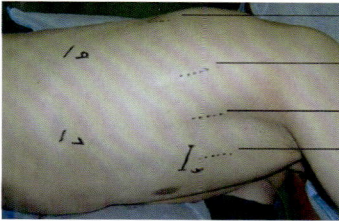

图5-7 单向式胸腔镜肺手术的切口设计

前线第3肋间（上肺叶切除或中肺叶切除）或者第4肋间（下肺叶切除）。与前述的等边三角形的切口设计相比，该切口设计为非对称的设计，将两个操作孔进行了移位，一个移至后下，离肺门结构更远，置入器械后不会正对纵隔，而是几乎与纵隔平行。另一个切口移至前上，正对肺门前方，器械进入后能直接到达肺门区进行操作。该切口设计有效地避免了前述对称性切口设计的劣势，操作和处理更为便捷。

除三孔切口设计以外，单孔胸腔镜肺手术也逐步被部分胸外科医生所接受。单孔胸腔镜的手术切口一般选择在腋前线第4或者第5肋间。部分术者在行上肺叶手术时选择第4肋间，行下肺叶手术时选择第5肋间，也有术者行所有的肺叶手术时均选择第4肋间。

除上述两种切口设计外，部分术者在三孔的基础上在肩胛下角附近加作一切口，用于牵拉暴露，将切口设计为4孔。另外部分术者实施单操作孔手术，即在腋中线第7肋间做一切口用于置入胸腔镜观察。在一些情况下，也可以置入切割缝合器或作为操作孔使用。另外在腋前线第4肋间或者第5肋间作一切口，作为操作器械进出胸腔进行操作的主要切口。

2.2 胸腔镜食管手术的切口设计

胸腔镜食管手术胸部切口的设计多采用四孔法。切口分布为：腋后线第7肋间为观察孔，腋后线第4肋间为主操作孔，肩胛下角线第9肋间为辅助暴露孔，通过肩胛下角下切口为副操作孔（图5-8）。

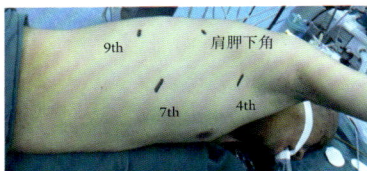

图5-8 胸腔镜食管手术切口设计

2.3 胸腔镜纵隔手术切口设计

2.3.1 胸腔镜后纵隔手术切口设计

后纵隔手术主要是切除一些后纵隔肿瘤。根据肿瘤的位置不同，切口设计上稍有差异。一般情况下，我们仍采用三孔切口设计，在单向式肺叶切除切口设计的基础上进行调整（图5-9）。当肿瘤位于上纵隔时，位于第9肋间的操作孔显得太远，故将该操作孔向上移至第8肋间或者第7肋间。当肿瘤位于后下纵隔时，腋前线的操作孔显得太靠前上，因此，将其向后、下移位，可以移至腋中线第4肋间。这样的调整使得操作孔距离靶区更近，操作更直接、更便利。

2.3.2 胸腔镜前纵隔手术切口设计

前纵隔主要用于切除胸腺或者一些前纵隔肿瘤，如畸胎瘤、各种囊肿等。胸腔镜前纵隔手术入路选择需根据病变的

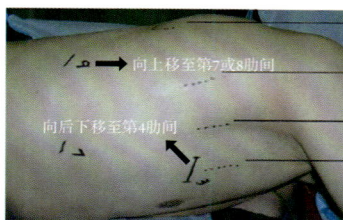

图5-9 单向式胸腔镜肺叶切除切口调整
后用于纵隔肿瘤切除

位置确定，可经侧胸壁入路，也可经剑突下入路。根据病变
主体位置选择经左胸还是经右胸入路，如病变在中线，通常
选择经右胸入路进行手术。经侧胸壁入路一般选择三孔切口
设计，腋前线第3肋间和第6肋间为操作孔，腋中线第5肋间
为观察孔（图5-10）。经剑突下入路一般也选择三孔切口设
计，镜孔选择在剑突下，另两个操作孔选择在肋弓下锁骨中
线交汇处，通常经剑突下孔伸入术者示指，在示指引导下做
肋缘切口并置入套管（trocar），避免进入腹腔。

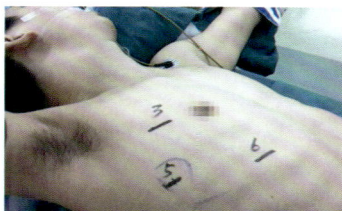

图5-10 经右胸入路全胸腺切除切口设计

（蒲强）

第六章　胸腔镜手术扶镜技巧

　　微创外科是外科发展的方向，以胸腔镜手术为代表的微创胸外科手术是胸外科手术的重大进展，也是未来胸外科发展的方向。胸腔镜手术的优势是通过调节镜头的位置及方向，获得胸腔内各个角度清晰的视野，而且腔镜的放大作用，使得术者对局部解剖层次有更加清晰的把握，这往往是开放手术所不能及的。正是有了这种视野，才使得胸外科医生能够进行各种精细安全的手术操作。但要想安全、快速地完成一台胸腔镜手术，团队配合很重要，手术团队中除了胸腔镜手术的术者，另一个最重要的角色是扶镜手。胸腔镜就相当于术者的眼睛，扶镜手则负责这只眼睛的指挥，保证术者有一个清晰的视野。因此，胸腔镜手术中，扶镜手的作用非常关键，扶镜的好坏直接关系到手术能否顺利进行。要使胸腔镜手术进行得安全、顺利并且手术效果好，就需要专业的扶镜手。

　　要想出色地完成扶镜任务，首先必须要对胸腔镜手术设备的组成和特点有清晰的了解。胸腔镜手术设备包括胸腔镜、微型摄像机、冷光源、监视器（图6-1），以及必要的手术器械。

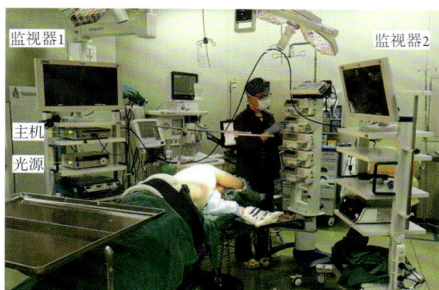

图6-1 胸腔镜手术主要设备

（1）胸腔镜：通常由长约30 cm的金属内镜与相连的纤维光导电缆组成。胸腔镜按直径大小可分为10 mm、5 mm和2 mm；按末端视野角度分为0°镜、30°镜、45°镜。根据镜头能否弯曲分为直镜、可旋转镜和纤维内镜。临床上应用最多的是30°镜。

（2）微型摄像机：摄像机与胸腔镜相连接，将胸腔镜光学信息输送到录像机和监视器，可用气体或液体浸泡消毒。

（3）冷光源：由高亮度卤素灯自动氙光源和纤维电缆组成。

（4）监视和录像系统：高分辨率和高清晰度的监视器也是胸腔镜的重要组成部分。为了观察和操作的方便，最好设置2台监视器，分别放在手术台两侧。录像机可将手术过程记录下来，保存有价值的资料。

（5）胸腔镜手术器械：必备的手术器械包括不同型号的套管、穿刺器、电凝钩、超声刀、吸引器、内镜剪刀、分离钳、抓钳、持针器、内镜切割缝合器、标本袋、推结器及各类血管夹等。

1 术前准备

（1）仪器和手术器械准备：除不锈钢手术器械外，胸腔镜器械一般不能耐受高温蒸汽消毒。常用的消毒方法是气体消毒，包括环氧乙烷气体、2%戊二醛或甲醛蒸气，这些消毒方法对胸腔镜器械损伤小。术前应认真检查胸腔镜各组成部件，保证术中安全。除准备胸腔镜器械外，还应准备常规剖胸手术器械，以备术中使用。

（2）患者准备：除按胸部手术常规准备外，还要根据不同手术进行不同术前准备。

2 麻醉与体位

（1）麻醉：通常情况下都采用静脉复合麻醉，双腔管气管插管以保证单肺通气，这样术中患侧肺萎陷，视野充分暴露，便于手术操作。也可采用单腔管健侧插管单肺通气。

（2）体位：详见本书第四章 胸外科常见手术体位。

3 切口入路

胸腔镜手术的入路通常由1~4个直径不超过5 cm的切口组成，手术切口入路的不同决定了操作方法的差异，胸腔镜手术切口的设计详见本书第五章 胸腔镜手术切口设计。

4 胸腔镜系统的连接

在常规消毒铺巾完成后，要完成胸腔镜的连接（图6-2）。首先，需要将胸腔镜与台下主机相连接，连接线以无菌塑料套包裹；其次，连接光纤和胸腔镜，光纤另一头端连接于光源；最后将胸腔镜固定于合适的位置。

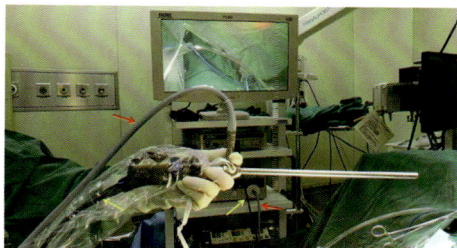

图6-2　胸腔镜与主机和光源连接

5　胸腔镜的调试

在手术正式开始前，需对胸腔镜进行调试（图6-3）。检查有无视野缺损；调节白平衡（将镜头对准白色纱布，调节胸腔镜底座上的白平衡按钮）；调节镜深（调节胸腔镜底座上的镜深调节旋钮，将其调节至深度适当、感觉舒适的位置）；调节胸腔镜底座上的焦距调节旋钮，将其调节至手术野高度清晰。

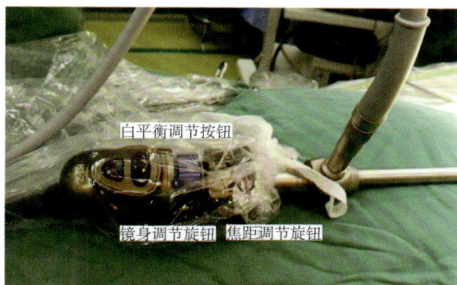

图6-3　胸腔镜三要调试钮

6 胸腔镜的基本特点

扶镜手最重要的是要了解镜头的特性。临床最常用的胸腔镜为30°镜，构成包括底座、光纤、镜身（图6-4）。当底座成矢状位，镜头摆正，即光纤朝上时，所观察到的视野为俯视，这也是胸腔镜观察的基本视野（图6-5），扶镜手扶镜时最基本、最常用的动作便是保证这个基本视野。在手术进行过程中，扶镜手对于胸腔镜的操作主要集中在对底座和光纤的控制，通过控制底座和光纤的位置获得不同的观察角度和视野。

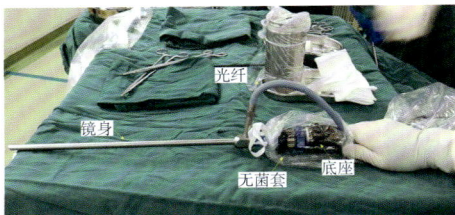

图6-4 临床常用的30°胸腔镜

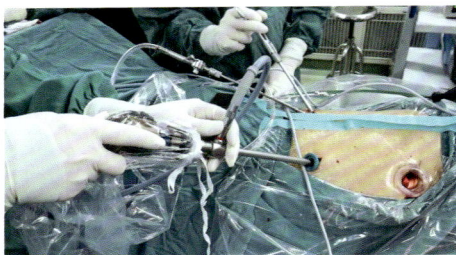

图6-5 胸腔镜观察基本视野

7　胸腔镜扶镜一般技巧

手术开始后扶镜手需要通过调节胸腔镜镜深、焦距以获得清晰的术野。扶镜者对于胸腔镜的操作主要集中在胸腔镜的底座及光纤上，通过调节底座和光纤获得不同部位操作所需要的不同观察角度。好的镜深、焦距和角度是保证术者流畅操作的关键。扶镜手首先要了解胸腔镜观察视角的特点，把胸腔镜观察视角和我们正常人的视野相对应便于初学者理解胸腔镜的视角特点。底座相当于人体脊柱轴线，旋转底座相当于人体在矢状位倾斜，而光纤相当于头，旋转光纤位置相当于偏头。胸腔镜下观察的常规动作是把镜头摆正（底座处于矢状位，光纤和底座处于同一线上），这时看到的图像便是俯视角度，通常用来显示正常的解剖位置。在掌握这一基本动作后，通过旋转底座和调节光纤的方向来改变观察目标的方位，使胸腔镜实现对目标的立体观察。只有灵活运用了镜头的这些特性，才能实现多角度观察。

8　胸腔镜手术中扶镜的基本原则

要成为一名专业、优秀的扶镜手需要做到"三到"：手到、眼到、心到。

（1）手到：要非常熟悉胸腔镜的整套设备，熟悉每项功能的使用（安装、调试），并能在术中依据不同观察需求熟练变换。准备好清洁镜头的物品以备用，术中保持视野稳定，避免过多晃动，及时擦拭镜头以保证清晰的视野。

（2）眼到：随时保持高度专注力，随时观察成像是否清晰、明亮，镜深是否适当，确保术者的每一个操作在最好的视野下完成，保证手术安全。

（3）心到：扶镜手术前应对手术具体步骤、方法，可能遇到的困难和解决办法有深入了解。要对术者的观察习惯和操作习惯等都谙熟于心，术中随时跟术者的思维保持一致，清楚手术的进程，知道术者想要什么部位、什么角度，真正做到与术者心有灵犀，无缝链接，协调配合，与术者的手术进程保持同步，保持手术的流畅性。

9　进入胸腔，整体探查

切开观察孔后，置入戳卡，小心将镜身通过戳卡置入胸腔。由于胸腔内温度高于室温，腔镜镜头进入胸腔后常会出现水雾，严重影响视野。因此，在进入胸腔前需用60℃~70℃的热水浸泡镜头1~2 min，让镜头充分预热高于胸腔内温度。镜头浸泡结束后使用柔软的无菌纱布擦拭镜头，擦镜时需要稍用力，擦镜的顺序为先镜面后镜身。整个擦镜动作要尽可能迅速，让镜头尽快进入胸腔，避免镜头温度降低又再起雾。进入胸腔后的首要步骤是初步观察胸腔内情况，尤其是胸膜粘连情况、肺裂发育情况等。再次调整镜深和焦距。调节胸腔镜底座上的镜深调节旋钮，将其调节至深度适当、感觉舒适的位置。调节胸腔镜底座上的焦距调节旋钮，将其调节至手术野高度清晰。完成初步探查后，要协助术者确定和制作主操作孔和副操作孔。通过旋转光纤，将视野正对前外侧胸壁，由上而下辨识肋间，协助术者定位主操作孔的肋间（尤其是对于肥胖患者，术前于体外无法清晰定位肋间者），并在胸腔镜内部注视下帮助术者确定和制作主操作孔，并随时提醒胸壁血管以及肺叶起伏情况，避免胸壁切口出血，以及进入胸腔时损伤肺组织。以相同方法协助术者完成后外侧胸壁副操作孔的制作。

当主操作孔及副操作孔制作完成后，术者要伸入器械探查整个胸腔，此时扶镜手需要根据术者所要观察的位置随时移动变换镜头位置及观察角度。探查胸腔时，均为"大动作"，扶镜手需跟随主刀医生大幅度调节镜头。此时应保证胸腔镜底座处于垂直位置，通过在水平方向移动底座位置和调节光纤方向满足不同的观察需求（俯视、从前看后、从后看前等）。通常的探查顺序为：胸腔侧面、前纵隔面、胸顶、后纵隔面、下胸腔。探查过程中扶镜手还需协助寻找术者器械，并提示胸腔内情况，避免误伤。

10　胸腔镜术中扶镜的具体技巧

10.1　适时进退

　　术中随着胸腔镜的靠近，观察目标被放大，术者对细节操作的观察更清晰，但同时视野范围变小，当胸腔镜逐渐退远，局部清晰度降低，但可获得更大视野，观察范围更大。胸腔镜手术过程中有不同的观察需求，常需适时切换视野远近。因此，扶镜手应根据术者操作所需的观察需求，根据操作的精细程度调整视野的纵深，通过进退胸腔镜随时调整镜头远近，实现对术野纵深的调整。近距离视野用于显示细微结构以便精细操作，如解剖游离肺动、静脉，或在气管支气管、心脏大血管间清扫纵隔淋巴结等，防止误伤。在进行探查或翻动肺叶、激发切割闭合器、试水鼓肺等操作时需了解全局，掌握目标结构与周围的关系，观察范围大，需要远距离观察。此外，在手术结束清理术野时，远距离术野有助于术者对操作范围的整体把握，避免术野活动性出血等情况的遗漏。而在进行解剖游离时需要近距离观察（如游离血管、支气管，以及清扫淋巴结时），精度要求高，视野清晰度要求更高。因此，在手术过程中，扶镜手需掌握由远及近及由整体到局部的原则。

10.2 "稳"

扶镜手在术中需保持高度的专注力，持续保持画面稳定，避免因持镜不稳，导致画面偏斜及晃动，影响术者操作。扶镜时，切忌随意进退、晃动、旋转。需要调整镜头时亦要平稳缓慢。在术者操作前尽量调整好既定操作区域的观察角度，将术者需要观察的目标结构置于视野中央，待术者操作器械进入操作区域后，根据手术所需，适时调节胸腔镜与目标结构的距离、焦距、角度（此时往往仅需微调，切勿大动作调整，否则画面晃动剧烈影响观察，且可能导致将目标结构移出视野）。

10.3 保持镜头清晰

在手术过程中，很多时候镜头难免污染而变得模糊不清，如碰触脏器、液体喷溅、电刀或超声刀产生的热气、戳卡内壁的血迹等。扶镜手需时刻保持镜头清洁清晰。保持镜头清晰的常用技巧包括：沿戳卡进入胸腔镜时应尽量将胸腔镜底座压低，避免进入胸腔时碰触膈肌；在进退时动作平稳，防止脏器碰脏镜头；在术者使用电刀或超声刀时，适当将镜头后撤，防止液体飞溅污染镜头；在镜头污染后，取出浸泡后应快速擦镜，尽快重新进入胸腔。

此外，还有一种特殊情况，即术中大出血，此时要移动镜头方向，避开血液喷射的方向，但同时视野不能离开出血处，使术者能观察出血部位，及时选用有效方法控制出血，待出血控制后方可撤除镜头擦拭。切勿擅自撤出镜头，以免导致术者无法有效控制出血，酿成灾难。

10.4　默契配合

术中扶镜手与术者要保持默契。扶镜手注意力必须高度集中，要熟悉手术过程和步骤，还需要熟悉术者操作习惯。此外，术前还应站在术者角度思考该台手术术中的难点及可能出现的问题，做到心中有数。在遇到困难时需要耐心，在遇到突发状况时需要镇定，在撤出镜头时需要向术者请示，操作中可能出现风险时亦需随时向术者提示。一个好的扶镜手，对术者的操作流程和特点必须有很深的理解，想术者之所想，这样才可以做到有预见性地让镜头向术者下一个术野移动，可增加术者动作的连贯性。

总之，胸腔镜是手术的"眼睛"，扶镜手要随时按术者意志看到术者想看到的地方，随时跟随术者"大脑"调整，保障手术顺利、流畅进行。一个专业的扶镜手，不仅需要对胸腔镜的机械性能非常熟悉，还要对整个手术思路、过程了熟于胸，这样才能实现和术者的默契配合。

（刘成武）

第七章　胸腔闭式引流管拔管

1　胸腔闭式引流管拔管指征

胸腔安置胸腔闭式引流管后，如患者病情缓解，需尽快拔管，以减轻疼痛，减少逆行性感染及其他引流管相关并发症。拔管前需对患者病情进行系统全面评估，确定是否达到拔管指征。

1.1　自发性气胸拔管指征

肺实质或脏层胸膜在无外源性或介入性因素的影响下破裂，引起气体在胸膜腔内蓄积成为自发性气胸。胸腔闭式引流是自发性气胸治疗最常规，也是最有效的治疗方法。少量气胸（肺压缩≤20%），不需要外科干预，患者通过卧床休息、限制活动、镇痛、吸氧等治疗后，胸膜腔内的气体可以按每日减少1.5%的速度自行吸收；中量气胸（肺压缩为20%~40%）应当抽气减压，促进肺复张；大量气胸（肺被压缩>40%），或怀疑有张力性气胸可能时，应当安置胸腔闭式引流管，连接水封瓶，以利于气体的排除。安置闭式引流后严密观察气体溢出的情况，观察引流管气体排出情况，漏气可分为3度：患者用力咳嗽、屏气时，引流管内有气泡排出者为Ⅰ度；深呼吸、咳嗽时有气泡排出为Ⅱ度；平静呼吸时有气泡排出为Ⅲ度。Ⅰ~Ⅱ度漏气在2~5 d后即可自愈；Ⅲ度可逐渐转为Ⅱ度、Ⅰ度，于5~7 d后自愈，若有大的支气管瘘或残端瘘会出现持续有Ⅲ度漏气及出血或感染征象，需另行处理。嘱患者用咳嗽、深呼吸等方法促进肺复张，肺部破口封闭。胸腔引流管安置48~72 h后，复查X线胸片，如肺完全复张，则用血管钳夹闭胸腔引流管24 h后再复查胸片，如病情稳定，可拔出引流管。如胸片显示肺仍有压缩，应放开止血钳，继续进行胸腔闭式引流，必要时可用双腔引流瓶接负压吸引，使调节瓶的负压维持在−8~−10 cmH$_2$O（−0.785~0.981 kPa），促进肺复张。一般来说，胸腔引流管安放时间不应超过7~10 d，时间过长有可能经过导管逆行感染，如肺部破口长时间不能闭合，可通过胸管注射粘连剂，常用的胸腔粘连剂有高渗葡萄糖注射液、白细胞介素等，为预防粘连剂刺激胸膜引起胸膜反应，常采用将粘连剂与局麻药利多卡因混合的方法，减轻胸膜反应。如负压吸引和胸腔内注射粘连剂后，肺部破口仍不愈合，肺复张不良，应积极寻找原因，除外支气管断裂的可能，常需要手术治疗。

1.2　血气胸拔管指征

如果胸内存在粘连带，在发生气胸时，粘连带撕裂，新生血管出血，可导致自发性血气胸；刀刺伤或锐器贯通伤及胸壁与肺内血管出血亦可引起血气胸。当出血不能自行停止，引起胸腔内活动性出血，胸腔引流管引流出的鲜红色血液量>100 mL/h，持续3 h；同时患者有心率增快，血压下降，血红蛋白下降等活动性出血征象时，应积极剖胸探查止血，清理胸腔内积血和血凝块。血气胸安置闭式引流后需每1~2 h挤压管路1次。操作时双手握住引流管10~15 cm处，双手前后相接，一手手心向上，贴近胸壁，将引流管置于指腹与大鱼际之间，另一手在距前面一只手的下端4~5 cm处阻断引流管，前面的手高频快速用力地挤压引流管，随后两只手同时松开，利用引流管内液体或空气冲击将堵塞引流管的血凝块或组织块冲出，如此反复，加大胸管负压，引流出不太坚固的血凝块或凝固的纤维素。血气胸患者，胸腔内易存留血凝块，如未彻底排除，容易引起肺不张、胸腔内感染、脓胸等并发症，应严格掌握拔管指征。具体的指征如下：

（1）胸引管内无气体溢出。

（2）24 h引流量<100 mL。

（3）引流液性状为淡红色或黄色清亮液体。

（4）胸片提示肺复张良好，胸腔内无血凝块。

（5）夹管24 h后复查X线胸片，肺未再次压缩。

（6）如胸腔内有血凝块存留，则应积极评估是否行剖胸或胸腔镜手术清除血凝块。

1.3　胸腔手术术后拔管指征

所有胸膜腔内的手术都有安置胸腔闭式引流的指征，近年来，随着加速康复外科（ERAS）概念的兴起，也有不少学者开始尝试对一些胸腔内操作较少、出血及漏气风险较小的手术如交感神经链切断术、漏斗胸NUSS矫治术、肺楔形切除术等，术后不安置胸腔引流管。但目前，安置胸腔闭式引流仍是胸腔内手术的标准操作，其作用是保持和恢复胸膜腔内的负压，引流手术后胸膜腔内渗液，重建胸膜腔内负压、促进肺尽快复张。目前对于胸腔手术术后拔管的标准仍存在争议，一般认为，胸引管放置2~3 d，且引流量<100 mL/24 h，水封瓶内引流管中的液面波动很小或不动，听诊呼吸音正常，胸部X线片显示肺完全复张，胸膜腔内无

液体或残腔时可拔除引流管。近年来国内外不少学者探讨了胸腔手术术后早期拔出引流管的安全性，结果发现排除胸腔内感染、肺不张、支气管胸膜瘘、食管胸膜瘘、乳糜胸等并发症，常规的肺、食管、纵隔等胸腔内手术，术后24 h内引流量100~400 mL拔除胸引管都是安全的。四川大学华西医院胸外科开展的一项前瞻性随机对照研究，将同期接受肺癌手术及食管癌患者随机分配到引流量<300 mL/24 h拔管组与引流量<100 mL/24 h拔管组，结果显示，两组患者拔管后发生胸腔积液，需要穿刺抽液，或再次安置闭式引流的差别没有统计学意义。目前笔者单位执行的术后拔管标准如下：

（1）24 h引流量<300 mL。

（2）水封瓶引流通畅，咳嗽时无气体溢出。

（3）引流液清亮，无乳糜、活动性出血及脓液。

（4）X线胸片提示肺完全复张。

1.4　脓胸拔管指征

胸膜腔内积存脓液即称为脓胸，按照疾病进程分为急性期、纤维脓性期和慢性期。急性期也叫渗出期，胸膜腔内大量的渗出，渗出液稀薄清亮，细胞成分较少，无纤维素沉着，此期安置胸腔闭式引流管能够非常通畅地引流，肺组织可迅速复张。纤维脓性期的脏层胸膜及壁层胸膜有大量纤维素沉着，胸液黏稠浑浊，胸引管不容易引流，肺复张困难。慢性期纤维板形成，胸膜腔内积液机化，胸引管无法引流，脏层胸膜和肺被纤维瘢痕限制，呼吸功能受损。脓胸形成是安置胸腔闭式引流管的绝对指征，彻底地引流、排出胸腔内脓液是脓胸治疗的关键，因此脓胸患者的引流管带管往往较长，拔管的指征相对更加严格。胸腔引流管放置2~3周，定期复查胸片或胸腔彩超，待脓腔缩小，胸腔引流管水柱不再上下波动，脓液量逐渐减少，每日引流量<20 mL，胸腔内脓腔已经形成包裹，纵隔固定后，改闭式引流为开放引流。在距胸壁1~2 cm处剪断胸腔引流管，用别针固定引流管，防止引流管脱落或滑入胸腔，每天换药，待胸腔内肉芽组织生长脓腔被填满后胸腔引流管自行脱出。

2　胸腔闭式引流管拔管操作

　　胸腔闭式引流管拔管是所有住院医生都必须掌握的胸外科基本操作，不规范的拔管可能引起气胸、引流口渗液、皮下气肿等并发症。

2.1　操作准备

　　拔管前准备物品包括治疗盘、聚维酮碘（碘伏）、镊子、剪刀、手套、凡士林纱布、普通纱布、胶布、备缝合包、丝线等。

2.2　操作人

　　建议两个医生共同操作，一人操作，另一人协助。

2.3　操作步骤（图7-1）

　　（1）操作者核对患者，确认患者达到拔管指征。

　　（2）操作者戴口罩、帽子、洗手。

　　（3）与患者沟通，做胸部叩诊听诊，查看引流管处伤口，并嘱患者做咳嗽动作。

　　（4）检查物品、灭菌日期等。

　　（5）揭开敷料，用聚维酮碘（碘伏）消毒引流管周围皮肤，铺巾。

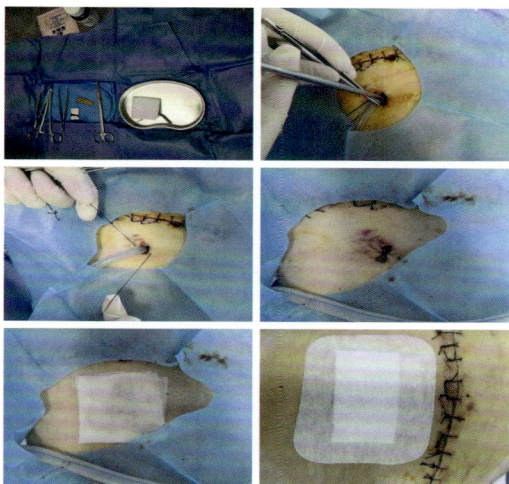

图7-1 胸腔闭式引流管拔管材料准备及操作步骤

（6）检查患者引流管周围是否留有预置线以及预置线是否完整。

（7）剪断引流管固定线，一手扶引流管，一手拉紧预置线。

（8）嘱患者深吸气后屏住气，快速拔出引流管，并快速将预置线打结，封闭引流口。

（9）检查引流口是否漏气及渗液。

（10）嘱患者平静呼吸，检查患者有无气紧、胸痛等特殊不适。

（11）妥善收集及整理引流管和无菌用品。

（12）如患者未留预置线，则拔管时使用凡士林纱布封闭引流管口后加压包扎。

拔管后严密观察患者病情变化，是否发生气紧、胸痛、发热等症状。拔管24 h后复查X线胸片，确定是否存在气胸、胸腔积液。

3 拔管过程中的意外情况及其处理

拔管过程中，由于操作不慎或患者病情变化，可能出现各种意外情况，有经验的胸外科医生应熟悉并掌握可能出现的意外情况，并能在操作过程中快速作出准确的判断并及时处理，以防止产生严重的并发症。

3.1 引流管脱落

拔管时，剪断固定线后，如未扶稳引流管，可能导致引流管脱出，造成交通性气胸，随着患者的呼吸，可闻及空气进出胸腔发出的吮吸声，同时可伴有胸腔内剩余积液喷出。发生引流管意外脱落时，应立即用手封闭切口，快速收紧预置线或用凡士林纱布覆盖并加压包扎。观察患者有无气紧等其他不适症状，尽快复查X线胸片。

3.2 预置线断裂

如果引流管带管时间过长，预置线断裂，或剪断固定线时误剪断预置线，拔管后无法封闭引流管口，可使用凡士林纱布封闭切口，或丝线缝合切口。

3.3 气胸

气胸是胸腔闭式引流管拔管后最常见的并发症之一，拔管后并发气胸的原因很多，拔管前指征评估不当，未识别到轻微的漏气，拔管后气体在胸膜内蓄积；拔管时操作不当，或患者配合不佳，导致空气进入胸腔；拔管时预置线未完全收紧，或凡士林纱布脱落导致气胸；拔管后患者因为咳嗽或其他原因引起肺大泡破裂，形成气胸等（图7-2）。拔管后并发气胸，患者可表现出气短、呼吸困难、胸痛等症状，查体可见一侧胸廓隆起，呼吸运动减弱，肋间隙增宽，患侧胸部叩诊呈鼓音，听诊患侧呼吸音减弱或消失，部分患者还可能出现气管向健侧移位。闭式引流拔管后出现胸痛及呼吸困难，应怀疑是否存在气胸，首先检查引流管口，观察患者呼吸时是否有气体进出，如引流管口周围有明显漏气，应首先使用凡士林纱布再次封闭引流管口，待患者病情稳定后，急诊复查胸部X线片。如拔管后患者出现进行性加重的呼吸困难、烦躁不安、呼吸频率加快、口唇发绀、患者胸廓极度隆起等症状，应考虑是否存在张力性气胸，紧急情况下，可采

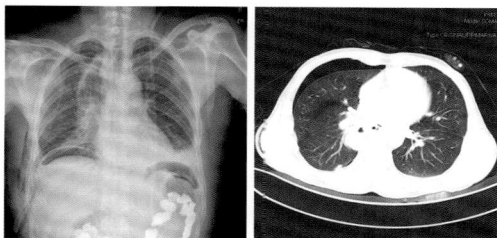

图7-2 拔除胸引流管致气胸病例

中年男性，食管下段鳞癌，机器人辅助食管癌切除胃食管胸内吻合术后，患者术后肺复张良好，术后第7天拔除胸引管，拔管时发现预置线被缝于引流管上，拔管时有气体进入胸腔形成气胸，拔管后患者无特殊不适，复查胸部CT提示少量气胸，未予特殊处理，气胸自行吸收。

用粗针穿刺第2肋间隙排出高压气体，待患者病情稳定后再行处理。

拔管24 h后X线胸片检查发现少量气胸，对比拔管前胸片，气胸增加不明显，且患者无明显症状，可能为拔管时少量气体进入胸腔，而非肺部漏气引起，可予以观察处理，24 h后再次复查。如拔管后患者症状明显，胸片检查提示大量气胸，肺压缩>40%，应穿刺抽气或再次安置胸腔闭式引流管。可选择原切口，也可根据影像学结果选择第2肋间隙锁骨中线安置引流管。

3.4　胸腔积液

胸腔积液也是闭式引流管拔管后常见的并发症，如过早拔出引流管，胸腔内渗出不能被充分吸收，造成积液在胸腔内蓄积。若拔管后患者出现呼吸困难，呼吸运动减弱，肋间隙饱满，听诊呼吸音降低或消失，叩诊为浊音，则考虑为术后胸腔积液。怀疑为术后胸腔积液的患者，应复查X线胸片或胸部CT，明确诊断后根据积液量选择相应的处理方法。

少量胸腔积液时，液体积聚在肋膈角，X线片上表现为肋膈角变钝，估计胸腔积液量约为200 mL，如患者气紧症状不明显，无明显气胸，可不予处理，2~3 d后再次复查。中等量的胸腔积液，站位胸片上可见液体超过膈面以上，表现为横贯前后胸腔的弧形渗液曲面，前后方高，中间低，当渗液曲面的弧形液面超过肺门上缘，则为大量胸腔积液。中等量至大量的胸腔积液难以自行吸收，往往需要穿刺抽液，如不合并气胸，可彩超定位下穿刺抽液，也可留置中心静脉导管，连接引流袋持续引流；如中等量至大量胸腔积液且合并气胸，建议行胸腔闭式引流。

3.5　引流口渗液

引流口渗液常出现于闭式引流管带管时间长，引流管周围胸壁窦道形成，引流口愈合不良的患者，也可见于拔管时引流管闭合不佳。表现为拔管后液体持续从引流口周围渗出，伴或不伴空气进出胸腔。发生引流口渗液后，应积极主动地与患者沟通，缓解患者焦虑的情绪，加强换药，必要时丝线缝合切口，减少渗液。

3.6　皮下气肿

胸腔引流管拔出后，肺部漏气形成气胸的同时，部分气体可沿着引流管窦道进入胸壁内形成皮下气肿。表现为胸壁肿胀，可触及捻发感和握雪感，严重的皮下气肿可由胸壁皮下向颈部、腹部或其他部位皮下蔓延，甚至向四肢、睾丸蔓延（图7-3）。若拔管后出现皮下气肿应尽快行胸部X线检查，明确是否合并气胸，如存在气胸，需及时安置闭式引流排气，严重的皮下气肿，在置管排气的同时，可切开胸壁皮肤，分离皮下组织，向切口方向挤压胸壁排气。绝大多数的皮下气肿，在肺部破口愈合、气胸引流后，可自行吸收。

3.7　切口不愈合

引流管带管时间长，胸引管、固定线长期、反复摩擦、刺激引流管口周围组织，造成组织坏死的患者，可出现拔管后切口不愈合，合并结核及糖尿病的患者，更容易出现切口愈合不良。胸腔镜手术患者，引流管与手术的镜孔共用同一个孔道，在手术过程中，腔镜挤压镜孔周围组织加上术后引流管的刺激，易出现切口愈合不良；部分患者对缝合的丝线出现严重的排线反应，也可能出现引流管口的愈合不良。掌

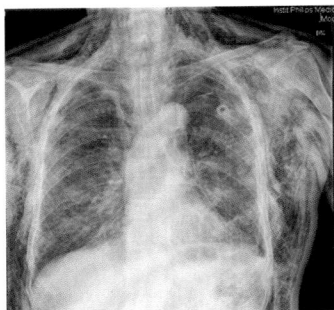

图7-3 气胸导致的皮下气肿病例

老年男性，左下肺腺癌，VATS左下肺叶
切除，术后3 d正常拔管，拔管1 h出现皮
下气肿、胸壁、颈部、面部、双上肢、
腹部、会阴部明显肿胀，再次与患侧锁
骨中线第2肋间隙安置胸腔闭式引流管，
胸壁皮肤切开排气后好转。

握好拔管的指征，在达到标准的前提下，早期拔管是预防引
流管口愈合不良的关键，对于胸腔镜手术的患者，应尽量使
用手术刀切开皮肤，避免电刀烧灼真皮，术中减少镜体对胸
壁的挤压，采用可吸收线缝合肌肉及皮下组织能在一定程度
上可以减少切口愈合不良的发生率。近年来，四川大学华西
医院胸外科ERAS团队采用尿管代替硅胶引流管引流，与传
统胸腔引流管相比，尿管引流采用胸腔内注射水囊固定代替
缝线固定，减少了丝线对皮肤的切割和牵拉，患者术后疼痛
减轻，引流管口愈合不良的发生率明显减低。

（廖虎）

第八章 食管癌围术期胃管、营养管的安置及管理

1 基本理论

胃管、营养管是食管癌围术期主要的管道系统。在围术期治疗中，胃肠减压是食管癌手术患者的一项常规术前准备和术后治疗措施，主要目的是将积聚在胃内的气体和液体引流出，降低胃内的压力和张力，消除胃扩张，术中减轻胃的操作损伤，术后减少胸胃对心肺的压迫，改善胃肠壁血液循环，促进术后胃肠功能的恢复。

食管癌术后胸胃会存在不同程度的功能性排空障碍，主要原因有：①术中迷走神经被切断促使胃张力降低，蠕动受限，排空延迟；②胃游离后失去原周围附着韧带，且由腹腔的正压转为胸腔的负压环境，置入胸腔后胃张力降低，收缩无力；③手术后胃肠减压不通畅或时间较短；④手术中游离胃或将其提拉过程中挤压挫伤胃壁，引起胃黏膜水肿、充血等造成胸胃排空障碍；⑤提拉胸胃后，胃幽门部过于接近膈肌裂孔，且因迷走神经被切断，使幽门括约肌处于持续紧张状态致胃排空障碍；⑥术前营养不良加上手术创伤、机体处

于负氮失衡状态，术后机体内环境暂时未恢复，也可影响胸腔胃排空。胃扩张使吻合口受到牵拉，成为吻合口瘘发生的危险因素，并易导致胃内容物反流，反流和误吸与食管癌术后肺部并发症的发生关系密切，也是导致术后病死发生的主要原因之一。扩张的胸胃还会直接对心肺造成压迫，引起胸闷、气紧等不适。因此，食管癌术后留置胃管，保证有效的胃肠减压对患者的恢复至关重要。

食管癌作为一种常见的消化道恶性肿瘤，管腔机械性狭窄造成的吞咽梗阻是患者的主要症状。患者术前因进食梗阻、肿瘤消耗、长期不良饮食习惯及合并消化道症状多伴有不同程度营养不良，且手术创伤及应激反应所引起的高分解代谢更加剧了营养不良。因此，食管癌手术患者术后有效的营养支持是预防术后并发症和保证手术治疗成功的重要因素。食管癌术后近1周需严格禁食，为食管吻合口创造愈合环境，这期间患者的营养支持至关重要，对于促进患者术后康复，减少并发症发生具有重要意义。临床上营养支持方式包括肠内营养、肠外营养，而肠内营养具有使用风险低、心肺液体负担小、并发症少、耐受性好、符合消化道生理状态、费用较低等优点，并有利于减少肠道菌群异位和维持肠道功能。食管癌术后早期开始肠内营养还可调节患者的免疫功能，减轻全身炎性反应，有利于术后康复。经鼻—空肠营养管行肠内营养支持具有无创、简便、安全、易行的特点，可以为患者提供有效、经济的肠内营养支持途径。

2 安置指征

在四川大学华西医院胸外科，行食管癌手术患者常规安置胃管、空肠营养管，包括经左侧剖胸、上腹右胸（Ivor-Lewis）、颈胸腹三切口（McKeown），以及微创食管癌切除（MIE）等不同的手术方式。部分食管癌术后并发症的处理，如：胃排空障碍、胃食管吻合口瘘、胸胃瘘、消化道—支气管瘘等，也需要安置胃管行胃肠减压，和有效的肠内营养支持。吻合口瘘患者安置胃管时，使带侧孔的胃管小部分位于吻合口上方，大部分进入管胃内，确保部分引流管侧孔正对吻合口瘘口区域周围，胃管连接胃肠减压瓶进行持续负压吸引，通过负压可使吻合口上下形成局段性负压区，从而形成胃管的内引流，充分引流唾液、瘘口感染坏死物、胃液等。同时予禁饮食、营养支持、抗感染等治疗措施。对一些特殊并发症，如局限性吻合口—纵隔瘘，可将胃管在内镜或透视引导下，经吻合口瘘置入纵隔脓腔，持续负压引流，促进瘘口愈合。

3　操作前准备要点

在安置胃管营养管前，医护人员需再次熟悉患者病史，了解食管肿瘤位置及大小，预估安置过程中的困难及风险，核查物品准备等。

3.1　熟悉病史

操作人员需熟悉患者病史，知晓患者有无心脏病史，有无口腔、咽喉、上消化道疾病或外伤、手术史等。对合并单侧鼻前庭炎、鼻中隔偏曲、鼻甲肥大、鼻息肉者应选择健侧鼻孔插管。

3.2　医患沟通

向患者交代操作目的，提前解释需要患者配合的步骤和安置胃管后的不适感，消除患者的紧张情绪。手术前患者易情绪紧张而出现许多不良应激反应，同时食管癌手术和胃管的置入过程都是一种很强的刺激，容易引起患者不同程度的紧张，在安置胃管时不能正确配合。而且食管肿瘤可导致患者咽部干燥、食管管腔狭窄，致其吞咽困难使胃管难以顺利插入，且反复插管可加重对咽喉部的刺激，引起并加重恶心、呕吐、呛咳、流泪、咽痛等不适症状。操作前医患沟通主要目的是尽量安抚患者情绪，减轻患者紧张感，保障胃管营养管安置操作过程的顺利。

3.3 物品准备

检查物品准备和胃管营养管的完整性，确认营养管内置金属导丝位置正确。常规准备物品包括：胃管、营养管（内含金属导丝）、丁卡因胶浆、20 mL注射器、换药碗及0.9%氯化钠溶液等（图8-1）。安置前将营养管头插入胃管第一个侧孔少许，既要防止脱落，也不可插入过紧，防止术中两管分离困难（图8-2）。

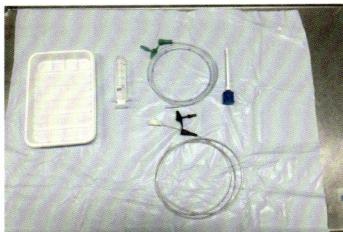

图8-1　安置胃管营养管前的物品准备
从左至右依次为：换药碗及0.9%氯化钠溶液、20 mL注射器、胃管、营养管（内含金属导丝）、丁卡因胶浆。

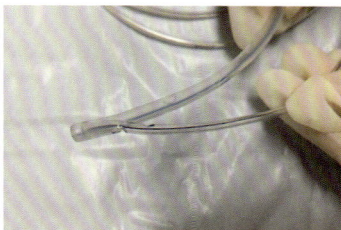

图8-2　安置前胃管和营养管准备

4　操作步骤及要点和注意事项

4.1　食管癌手术前预置胃管及营养管

　　食管癌手术前胃管营养管安置的目的主要包括：①预置胃管、营养管在食管和胃腔中，为术中进一步安置到位提供便利；②胃管负压引流有利于防止麻醉诱导期间的胃食管反流风险，部分食管梗阻严重患者，上段食管内可能会存在液体潴留，将其引流，防止误吸；③部分患者麻醉诱导期间面罩正压通气可造成胃内气体积压，引起胃胀气，手术开始前可通过胃管负压吸引，消除胃胀气，有利于术中术野暴露和胃的游离，保护胃免于严重挫伤。

　　手术前预置胃管及营养管操作步骤：

　　（1）当日首台手术患者　预置胃管营养管的时间一般在手术日早晨。为尽量减少置管后的不适时间，对于非首台患者，一般根据手术进度，在手术准备工作开始前，进行胃管营养管预置。

　　（2）完成上文提到的各项准备工作后，嘱患者斜卧位。取患者额头至剑突的长度预估胃管的安置深度。

　　（3）将丁卡因胶浆均匀涂抹于胃管营养管前部，并在

93

患者双侧鼻孔中涂抹少量丁卡因胶浆。

（4）将准备好的胃管营养管缓慢轻柔地经患者一侧鼻孔送入，根据长度判断经过咽部时，嘱患者做吞咽动作予以配合，通过咽部进入食管后，观察管道刻度，继续将胃管营养管送入到预定深度。

（5）预置后管道位置判定：嘱患者张嘴，发"啊"音，查看患者咽部有无胃管营养管打折盘绕；与患者语言交流，查看有无咳嗽、声音嘶哑出现，若出现咳嗽、声嘶，需警惕胃管是否进入气管；将胃管尾端开放，置入换药碗中的生理盐水，若可见胃管生理盐水水柱随患者呼吸、咳嗽，有明显的波动，则胃管可能置入气管中；使用20 mL注射器抽吸胃管，若可见胃液抽出，则可判断胃管位于胃内。通过上述方法，判断胃管位置错误时，须再次安置。

（6）预置胃管营养管结束后，使用医用胶布在鼻翼部位对管道进行固定，将管道绕于耳后，在面颊部再使用胶布进行固定。管道上粘贴标签，注明安置日期时间。

（7）其他注意事项：食管肿瘤梗阻严重的患者，若经多次尝试，胃管仍无法通过梗阻部位，则胃管安置深度到此处即可，防止反复进管造成肿瘤部位的损伤、出血。部分多次预置胃管失败的患者，由于反复刺激及患者的紧张情绪，安置难度也会增大，此种情况可在麻醉后通过喉镜引导进入。

4.2 食管癌术中安置胃管营养管

食管癌手术方式多样，当前我科主流的食管癌术式包括经上腹右胸（Ivor-Lewis）、左侧剖胸、颈胸腹三切口（McKeown），以及微创食管癌切除（MIE）等不同的路径。一般情况下，手术游离胃前，会要求巡回护士对胃管负压吸引，吸出胃内胀气和胃液，有利于手术暴露和胃保护，在食管肿瘤切除与胃食管吻合之前，巡回护士配合将胃管营养管暂退至食管上方安全位置，需注意勿将管道拔出食管入口，否则再次安置将面临很大难度。完成胃食管吻合后，安置胃管营养管前，巡回护士需完成以下准备程序：去除胃肠减压，防止胃管负压状态下紧贴胃壁，难以下行；确定营养管金属导丝完全在管内，防止营养管头部无金属导丝，柔软易打折；管道外涂抹丁卡因胶浆或石蜡油。主刀医生与台下巡回护士密切协作，完成胃管营养管的最终安置。

（1）经左侧剖胸食管癌切除术的术中胃管营养管安置。患者手术为右侧卧位，完成胃食管吻合后，术者宜站于患者背侧，左手探及食管上段残端及吻合口，配合巡回护士下送管道，轻柔通过吻合口，胃管营养管进入胃内后，术者左手捏住营养管前端插入胃管侧孔部位，嘱巡回护士向外轻拔营养管，促使胃管营养管分离，并使营养管无折绕。尔后继续引导营养管通过胃内、幽门，进入十二指肠，通过幽门后，营养管面临阻力会较小，相对下行比较顺畅。一般情况下营养管通过幽门至少25 cm，胃管头端置于幽门上方。安置到预定深度后，术者捏住胃管营养管，嘱巡回护士轻柔外拉，防止管道折绕。安置结束后，巡回护士使用纱布擦拭患者鼻部残留的丁卡因胶浆或石蜡油，使用"Y"形胶布妥善粘贴固定管道。

（2）经上腹右胸（Ivor-Lewis）食管癌切除术的术中胃管营养管安置。经上腹—右胸联合食管癌切除术（Ivor-Lewis）是西方国家的主流食管癌手术方式。但相对于左侧剖胸，Ivor-Lewis术中闭合式安置空肠营养管难度较大，在胸内完成胃食管吻合后，由于解剖位置的关系，膈肌未打开，腹部切口已关闭，很难在顺向条件下将营养管顺利通过幽门，引导入空肠。四川大学华西医院胸外科对传统的Ivor-Lewis手术方式进行部分改良。主要手术步骤包括：①常规经上腹切口游离胃和腹部淋巴结清扫，离断胃左、胃右、胃短血管，保留胃网膜右血管。充分松解腹腔粘连，游离胃大网膜至幽门。胃游离完毕后，施行食管裂孔扩大（图8-3）和幽门括约肌捏断术（图8-4）。②结束腹部操作后，更换患者体位为左侧卧位，经右胸游离食管，制作管胃，完成胸内淋巴结清扫，行胸内食管胃吻合。③完成胸内吻合后，术者位于患者背侧，右手执胃窦部至膈下幽门及十二指肠，同时台下巡回护士负责经鼻腔向下送入营养管，在巡回护士协

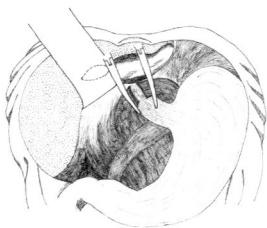

图8-3　Ivor-Lewis术中扩大膈肌裂孔

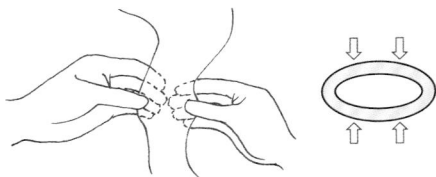

图8-4　Ivor-Lewis术中幽门括约肌捏断术

助下，术者通过手指感知和控制，将空肠营养管通过食管腔，经吻合口，引导营养管通过幽门括约肌，送入空肠足够长度，实现闭合式安置。

腹腔操作游离胃段离食管后，辨清食管裂孔，向裂孔右前方行 1.0~1.5 cm 长切口，妥善缝扎膈肌断端，或使用超声刀行扩大切口。裂孔扩大后以能通过4指为宜。

术者双手持幽门括约肌部位，拇指位于前壁，食指、中指、环指位于后壁，对称施压，以双手指间力量垂直于幽门括约肌持续 5~10 s，直至感觉痉挛的括约肌失张力。

本研究手术操作经验体会如下：腹部操作时对胃的游离要彻底，松解粘连，充分游离至幽门，使胃在膈肌下具有理想的游离活动度。常规捏断幽门括约肌，防止幽门痉挛，减少营养管通过幽门时的阻力。在腹内操作时完成对膈肌食管裂孔的扩大，以能通过4指为宜，从而使术中安置营养管时，术者手指可以通过扩大的裂孔，将胃幽门部提至膈肌下，右手食指及中指通过裂孔，探及幽门，引导营养管通过，进入空肠。一般在膈肌食管裂孔右前方向延长 1.0~1.5 cm 切口行裂孔扩大，患者术后 1~3 个月行常规食管造影检查，均未发现有食管裂孔疝或胸胃形态异常（胸胃长度冗余、扭转），因此适度的扩大食管裂孔并未增加并发症的风险，安全性可靠。

经颈胸腹三切口（McKeown）和微创食管癌切除术（MIE）的术中胃管营养管安置McKeown和MIE术中，完成胃食管吻合后，患者处于平卧位，术者站于患者右侧完成胃管营养管安置操作。McKeown术式中腹部有切口，术者右手可以很容易扪及胃与幽门部，安置难度不大。MIE一般腹部切口较小，需要术者充分利用手指的感知和控制能力来完成操作。

5 术后管道管理

5.1 管道固定和位置确认

患者术后第1天，需查看咽喉部有无管道盘绕，一方面是保证管道通畅、位置正确，另一方面，咽喉部管道盘绕将影响患者咳嗽咳痰。根据我们的经验，术后麻醉医生进行气管拔管时，气管导管在拔出的过程中可能会将胃管营养管带出一定长度，造成管道移位，且一般难以复位，为预防这类情况发生，我们在术中一般会将胃管营养管额外深入一定长度，留下安全冗余，待术后拔除了气管导管，患者清醒后，再根据管道刻度调整胃管营养管的深度。

一般情况下，使用"Y"形胶布固定管道，固定于鼻翼、面颊部位。有时胶布易被患者的汗液、鼻翼分泌的油脂及鼻腔分泌物污染失去黏性，导致固定不牢，以及部分患者对胶布过敏，此种情况下，可采用将粗棉线在胃管营养管出鼻孔处打结，绕耳后上方1周于头部一侧打结固定，该方法避免胶布脱落的不足，固定可靠，同时也减轻了患者的不适感（图8-5）。

除了调整管道，辨识管道刻度外，复查胸片也是重要的手段之一。我们常规在术后1~2 d复查胸片，胸片一般覆盖了胸部和上腹部，且胃管营养管均有内置不透X线的显影条，从而可以清楚地判断胃管营养管的走行、深度、有无折绕等情况（图8-6）。

5.2 胃管引流观察

在确保胃管位置合适、固定可靠、管道通畅的前提下，医护人员需密切观察胃管引流情况，包括引流物性状（颜色、有无出血、浑浊、特殊气味等），并记录每24 h胃管引

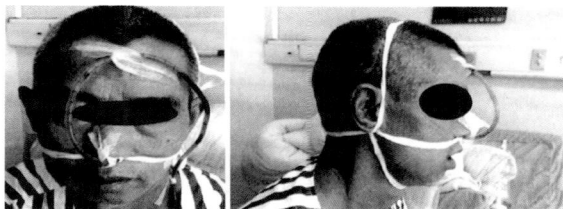

图8-5　使用棉线固定胃管

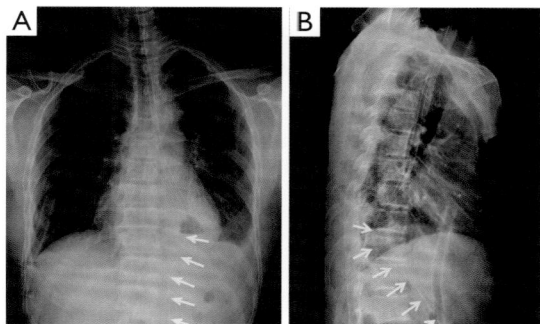

图8-6　患者术后X线胸片判断胃管及营养管位置

此患者为Ivor-Lewis术后，箭头所示为营养管影。（A）正位胸片；
（B）侧位胸片。

流量。调整负压引流瓶，使其处于有效的负压工作状态。引
流瓶满2/3或破损时，需及时更换。

通常术后吻合口度过充血水肿期，待肛门排气，胃肠减
压引流量减少后，即可拔除胃管，一般需要5~7 d。若患者出
现消化道瘘（吻合口瘘、胸胃瘘）的情况，胃管需长期安置直

至瘘口愈合。同时由于患者无法经口进食，静脉营养支持力度有限，营养管也需长期安置，以保证充分的肠内营养支持。

5.3 肠内营养支持

一般情况下，患者术后第2天开始经营养管试管喂葡萄糖生理盐水500 mL，如无特殊不良反应，胃管未明显见引流出清亮液体，并结合X线片判定营养管安置位置，即开始管喂喂肠内营养剂。若术中营养管安置失败，或术后发现营养管未安置到位，以及其他一些因素导致肠内营养无法实施时，则对患者使用全肠外营养支持。肠内营养制剂使用商品化的整蛋白型瑞素制剂，每日管喂1 000~1 500 mL（整合热量为1 000~1 500卡），同时辅以米汤、蔬菜水果汁等其他管喂内容。肠外营养患者使用商品化的氨基酸葡萄糖脂肪乳静脉营养制剂，每日整合热量约1 400卡。术后第6天常规开始试饮水，并逐步开始恢复经口进食流质饮食。当患者逐渐过渡到经口进食可保障营养需求时，可拔除营养管。若出现消化道瘘（吻合口瘘、胸胃瘘）、喉返神经麻痹致进食呛咳严重、或其他患者营养供给差的情况，营养管也需长期安置，以保证充分的肠内营养支持。

5.4 管道相关问题的处理

5.4.1 胃管相关问题及处理

（1）胃管意外脱出。胃管意外脱出的原因主要有：胃管固定不当、负压引流瓶过重、胃管留置时间过长、患者情绪焦虑、出现并发症及术前健康教育不足等。患者麻醉清醒后感觉咽喉处有异物存在，且胃管及十二指肠营养管对鼻腔黏膜及咽喉壁均有压迫刺激，部分患者夜间睡眠时，非清醒状态下自行将胃管营养管拔出。预防措施：需加强围术期宣教及充分的医患沟通，妥善固定胃管，使用胶布固定时，每日用温水清洁鼻翼后更换胶布，或用棉线绳固定胃管。及时清理、更换引流瓶。

（2）胃管引流不畅。胃管引流不畅的主要原因包括引流物黏稠堵塞管道、胃管折绕等。血凝块是堵塞胃管的常见内容物，出血来源主要为吻合口或管状胃切缘，常见于术后24 h内，需及时清理，使用注射器抽取生理盐水冲洗管道、吸出血凝块和其他胃内容物。术后患者活动差，胃管吸引在一个部位，侧孔容易粘附在胃壁，对侧孔造成阻塞作用，影响了引流的效果，此情况需对胃管位置进行调整。

5.4.2　营养管相关问题处理

（1）营养管意外脱出。脱管是较为严重的营养管意外事件，直接对营养管的正常使用造成严重的影响，主要包括营养管完全脱出体外和脱至胃内两种情况。常见原因包括：术中安置不到位、固定不当、患者自行拔出等。医护人员需要向患者解释营养管置管的重要性，嘱患者不能自行拔管，并妥善固定管道，及时更换胶布。管喂开始后，仔细观察胃肠减压引流量是否增多，引流物是否为管喂内容物。一旦患者发生脱管现象，禁止盲目向胃内送管，必要时复查X线胸片判断营养管位置。

（2）营养管堵管。营养管的内径较小，在输注黏度较高、浓度较大、含渣的流质饮食后，易发生堵塞，当日管喂结束后未及时清水冲洗营养管，造成管内滞留物干结，也可堵塞营养管。部分患者需管喂药物，若未充分研磨，药物可堵塞营养管，以及营养管移位造成的管道折角，也可引起管喂不畅。因此，医护人员在每天使用营养管输注营养液后，需使用温开水进行1次冲洗，防止营养管内残留的营养液发生凝固，阻塞导管。

（3）营养管管喂引起的消化道不适。患者管喂后主要的消化道不适症状有腹胀和腹泻。单位时间内营养液输注速度过快，或是营养液输注量过大，则易导致患者发生腹胀症状。护理人员应对患者的饮食习惯进行全面了解，对于平时不饮牛奶的患者，要避免输注牛奶，防止发生腹胀。单位时间内营养液输注速度过快，营养液温度过低，或是营养液输注量过大，也会导致患者发生腹泻症状，此时，要对营养液的输注速度进行控制，适当降低营养液的输注速度，使用加热器将营养液温度控制在38℃~41℃之间，防止温度过低的营养液对患者的胃肠道造成刺激。另外，若营养管管喂后，未及时用清水冲洗管道，滞留在营养管内的流质饮食会发生腐败，并可能在再次管喂时进入肠道，引起腹泻。

（王文凭　徐慧）

第九章　胸部手术剖胸、关胸技术

　　任何一个手术的开展都是从手术切口、手术路径的选择、设计开始，切口的选择是手术显露的重要步骤，对各部手术的切口选择应根据各种手术的特殊性以及手术野显露的需要全面分析而定，其应考虑以下几点：①切口部位的选择应根据手术靶器官的位置来确定，尽可能通过最短途径以最佳视野显露病变；②切口的大小应根据手术操作及器械的操作而定，既能保证手术及必要的器械操作，又要避免对组织造成不必要的损伤；③切口对组织的损伤应尽可能小，避免损伤重要的解剖结构如血管神经等，不影响该部位的生理功能；④保证治疗的同时，兼顾外形的美观，手术切口应与皮纹一致，并尽可能选取较隐蔽的切口；⑤应根据患者的体型、病变深浅、手术的难度及麻醉条件等因素来计划切口的大小。

　　目前，胸外科常见手术可以分为两大类：①常规剖胸手术切口：在常规胸部开放手术中根据手术中靶器官的不同也可选择不同类型的手术切口和手术路径。如传统肺部手术切口可分为前外侧切口、后外侧切口，以及一些改良的腋下小切口。食管癌根据肿瘤位于食管的具体部位可以分为左胸后外侧切口；右胸后外侧切口联合腹部切口；或者颈部、右胸、上腹部手术切口。传统纵隔肿瘤切除手术多采用胸部正中切口等。②微创胸腔镜手术切口。目前胸腔镜手术切口多为三切口、单操作孔及单孔。具体根据手术医生的操作习惯，切口的分布可能会有细节上的调整。

1 开放手术常规切口分类

1.1 前外侧切口（anteriorlateral incision）

切口特点：患者仰卧位，影响心肺功能较小；便于麻醉观察和意外处理；肺门距体表较近，利于肺门结构的解剖和处理；胸壁前外侧切口较小，肌肉薄弱，不需要切除肋骨，故损伤小，剖胸快。由于切剖胸壁肌肉较少，术后疼痛及运动受限较轻。适用于肺上、中叶切除，前纵隔肿瘤切除，以及部分心脏、大血管手术。其缺点是对后纵隔及下肺叶显露较差。

操作过程：患者采用仰卧位。术侧肩背部垫高30°~45°，上肢上举固定于支架上。切口多沿第4肋间或第5肋间由胸骨侧缘向后上达腋中线或腋后线，（女性沿乳房下缘）弧形切口（图9-1）。切断部分胸大肌、胸小肌和前锯肌，暴露肋骨和肋间隙。进胸采用肋间途径，注意靠近胸骨处勿伤及胸廓内血管，有扩大切口需要时，可将其结扎、切断。如手术视野欠佳，可将上或下肋软骨切断。如需扩大手术切口，可向内侧延长切口，并横断胸骨。手术结束时，彻底止血，检查肋间血管、胸廓内动脉有无损伤，必要时进行缝扎。由于切口使用肋间撑开器后，可能导致切口前端胸骨难以严密对合，要多层缝合肌肉和软组织，以防胸腔内液体渗入胸壁间，导致术后伤口感染，延迟愈合。

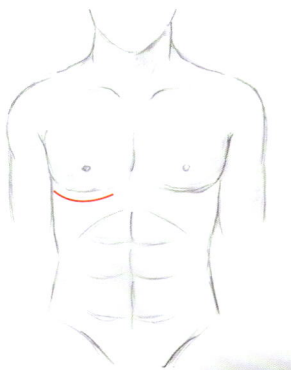

图9-1　前外侧切口

1.2　后外侧切口（posterolateral incision）

切口特点：后外侧切口是临床最常见的剖胸手术切口之一，其优点为手术暴露良好，适合于多种手术，故常为传统剖胸手术的标准剖胸切口。适应证：各种肺切除手术，尤其是高位或低位肺部病变的手术，支气管成形术；食管贲门手术；纵隔肿瘤；胸腔大血管手术。

操作过程：患者侧卧位，手臂前伸，固定自然放置或固定在双层托臂架上，腋下、腰部、两下肢之间垫软枕，下方的腿屈曲，上面的腿伸直，骨盆及下肢用宽带固定。消毒范围：上界至颈部和上臂上1/2处，下界达腋中线季肋缘。前界及后界分别至前、后正中线。切口多沿第5肋间或第6肋间，自后背部肩胛骨内侧缘与脊柱中线之间向下，切口呈弧形绕过肩胛下角，向外前至腋前线。女性患者的切口应避开乳腺，沿乳腺下缘下行（图9-2）。切口依次切开皮肤、皮

105

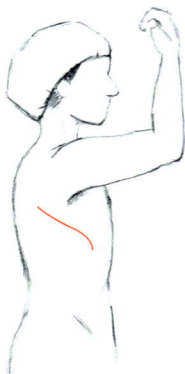

图9-2 后外侧切口

下组织、肌肉，第一层肌肉为斜方肌和背阔肌，第二层为菱形肌和前锯肌。注意皮肤与肌肉的切口切勿紧靠肩胛下角，避免术后影响肩胛骨的活动。如需要扩大手术视野，可将切口上、下缘肋骨切断，断段骨蜡封闭止血；切开肋间肌时，根据肋间肌肉的走行方向，肋骨上缘由后向前切开，肋骨下缘，则由前向后切开。进胸后向前后扩大胸膜切口，置入牵开器逐渐撑开胸腔。手术结束后，常规安置胸腔引流管，关胸前嘱麻醉医生先膨肺，确保肺组织能够正常复张后关闭肋骨，逐层缝合肌肉，由于肌肉切断后会出现收缩，注意缝合时对合整齐，保证缝合完毕后伤口的平整。

1.3 正中切口（median incision）

切口特点：正中切口是前纵隔肿瘤及心血管外科最常见的剖胸手术切口之一，其优点为手术纵隔区域暴露良好，适合于前纵膈巨大肿瘤、心内直视手术、心包切除手术、上腔静脉梗阻人工血管置换手术等。

操作过程：患者仰卧位，肩背部垫一窄枕，使其胸骨向前突出，上肢沿侧胸壁固定于手术台。皮肤切口自胸骨切迹上缘1 cm起，止于剑突下方处（图9-3）。然后用电刀沿胸骨中线切剖胸骨前骨膜，再沿剑突下切开膈肌中心腱在胸骨后的附着部，剑突可保留或切除。紧贴胸骨后分离胸骨与心包、大血管间的疏松结缔组织间隙，用胸骨锯自下而上沿中线锯剖胸骨；此过程中需上提胸骨锯，避免损伤到胸骨后组织。胸骨切开后立即予骨蜡涂抹骨髓腔断面止血、骨膜创面电烙止血。用牵开器撑开胸骨，显露前纵隔手术视野。手术结束后，于前纵隔放置纵隔引流管。使用带针钢丝通过胸骨两边的肋间做4针缝合，分别拧转钢丝使胸骨断缘紧密对合整齐。缝合钢丝时避免损伤胸骨旁的乳内动脉，如损伤，应确切缝扎止血。逐层缝合肌肉、皮下组织及皮肤。

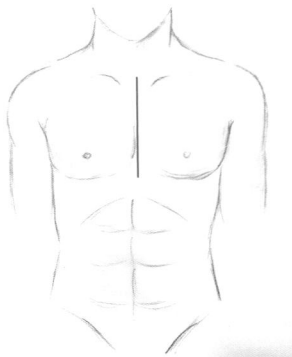

图9-3　正中切口

1.4　横断胸骨的双侧剖胸切口（bilateral trans-sternal incision）

切口特点：此切口能充分暴露双侧肺、肺门、胸膜腔、纵隔和大血管。目前主要用于双侧肺移植手术，同期的双肺转移瘤切除也可选用此切口。连续双侧肺移植时，胸膜腔可顺序打开，以使术中通气满意。其缺点主要是切口长、创伤大、开胸、关胸所需的时间长。术后早期对肺功能的影响较大，常需要呼吸支持，早期疼痛也明显。

操作过程：仰卧位，两上肢外展。后背正中垫一薄枕，使患者胸部稍向前突，以利于胸腔切口的显露。沿两侧乳房下缘作弧形切口，中部相连，横过胸骨。经双侧第3或第4肋间直接切开肋间肌进入胸腔（图9-4）。在胸骨缘左右两侧外2 cm处显露胸廓内血管，双重结扎其上、下两端后切断，然后用胸骨剪或线锯横断胸骨。用开胸器缓慢撑开前胸壁切

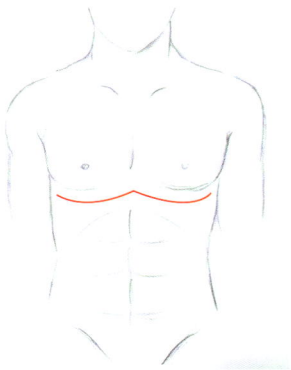

图9-4　横断胸骨的双侧剖胸切口

口，暴露胸腔。手术后，两侧胸腔都应冲洗干净，彻底止血，观察胸廓内结扎的血管，有无残端的渗血。术后分别安放双侧胸腔闭式引流管。胸骨用不锈钢丝缝合或环抱器固定胸骨，胸壁组织逐层缝合。

1.5　腋下切口（axillary incision）

切口特点：其优点主要是切口小，不切断胸壁肌肉，操作迅速，切口隐蔽，不影响美观。主要用于交感神经切除术、第1肋骨切除术，肺尖部肺大泡切除及胸膜固定术，此外还可用于心肺功能不好的患者。缺点为暴露局限于胸腔上半部，可引起肋间臂神经及胸长神经损伤。

操作过程：患者侧卧位，术侧上肢垫包，肘部弯曲，并向上方旋转，然后固定于头架上。切口准备范围要大，以便必要时延长。沿腋毛区下缘，平第3肋骨，在胸大肌后缘与背阔肌之间作横形或弧形切口（图9-5），或由腋中线第3肋骨水平向下垂直作切口。切开皮肤，皮下组织，到达胸壁肌肉层。向后牵拉背阔肌，向前牵拉胸大肌，顺肌纤维走行劈开前锯肌，露出骨性胸壁，通常经第3肋间进胸。肋间臂神经发源于第2肋间，因此通过该神经就能辨认第2或第3肋间。如行第1肋骨切除，可沿胸外筋膜往上分离即可。如为交感神经链切断手术，因操作简单、手术创面小，可不用安置胸腔闭式引流管，如创面大，则需要常规安置引流。关胸时重新闭合肋骨，缝合肌层、皮下组织和皮肤。

1.6　胸腹联合切口（thoracoabdominal incision）

切口特点：主要用于上腹部及下胸部的病变手术，左侧胸腹联合切口主要用于食管贲门或胃手术，广泛的脾、胰尾

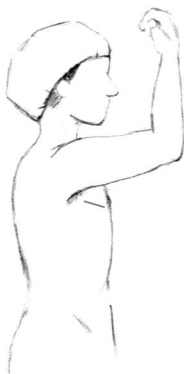

图9-5　腋下小切口

和肝左叶切除手术；右侧胸腹联合切口则主要用于食管癌切除术或右肝叶切除术。临床上最常应用的是左侧胸腹联合切口。优点是暴露手术视野好，能进行广泛的胸腹手术。其缺点是切口长，损伤大，术后肋弓不稳定，疼痛严重。

操作过程：患者取右侧或左侧卧位，采用后外侧切口经第7肋间或第8肋间进入胸腔（图9-6）。探查后根据病情需要，延长胸部切口到上腹部正中线，切断肋弓，从肋弓向食管裂孔方向剪开膈肌，即可显露胸腔和腹腔脏器，以进行较广泛的手术。部分食管贲门癌患者，可先作腹直肌切口，经腹腔探查，如认为有必要扩大暴露，可将切口向胸部延长。术毕，需要缝合膈肌的全层，膈肌的边缘用1~2针褥式缝合线，将其牢固地固定于切口两侧的胸壁上。切断的肋弓，将其重新对合后予缝线固定，然后分别逐层关闭腹部和胸部切口。

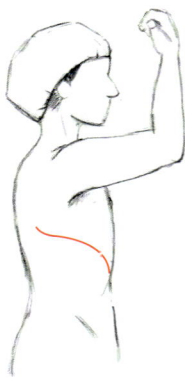

图9-6　胸腹联合切口

2　胸腔镜手术切口

　　传统剖胸手术切口长、创伤大，患者恢复慢。相比之下，微创胸腔镜手术仅在胸壁上开1~3个小孔，不必撑开肋间，手术创伤明显减小。患者术后恢复快，疼痛轻。目前临床胸腔镜手术的主要切口模式包括单孔、三孔以及剑突下切口。

2.1　三孔胸腔镜切口

　　手术切口主要由三个切口组成，主操作孔、副操作孔及腔镜孔，其分布设计也根据不同手术者的操作习惯不同而有所差异。腔镜孔通常是在腋中线第7肋间作一个长度为1~1.5 cm的皮肤切口，用血管钳分开肌肉、肋间肌并刺破壁层胸膜进入胸膜腔，进手指探查，无粘连可直接将戳卡放入

111

胸膜腔，自戳卡置入胸腔镜，全面检查胸腔内情况。然后在胸腔镜监视下，根据手术需要作第2、第3个手术切口。主操作孔我们多选择腋前线第3肋间或第4肋间，取2 cm手术切口（图9-7），切开皮肤后，用电刀逐层切开皮下组织、脂肪、肌肉层进入胸膜腔。副操作孔选择腋后线第9肋间，取2 cm手术切口，切开皮肤后，用电刀逐层切开皮下组织、脂肪、肌肉层进入胸膜腔。手术操作完毕后，由腔镜孔植入引流管，分别间断缝合两个操作孔的肋间肌，在使用腔镜通过两个操作孔分别观察各个手术切口无明显渗血后，收紧缝线关闭肌层，逐层缝合胸壁切口。

2.2 单孔胸腔镜切口

手术切口只有一个，所有的手术器械均从一个手切口进出。目前单孔胸腔镜切口多选择第4肋间腋中线与腋后线之

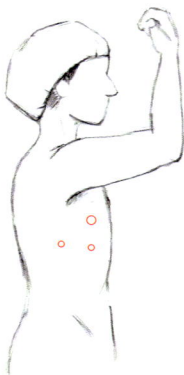

图9-7 三孔胸腔镜切口

间（图9-8），切口长度为3~4 cm，手术切开皮肤、皮下脂肪、肌肉后进入胸膜腔。切口可使用切口保护套适当保护切口周围组织。手术结束后，引流管自切口下缘引出，间断关闭肋间肌，待观察肺组织复张良好后，收紧肌肉缝线，然后逐层缝合胸壁其他组织。

2.3 剑突下胸腔镜切口

目前主要应用于前纵隔胸腺瘤合并重症肌无力患者，相比传统正中切口、胸腔镜三孔手术，剑突下切口创伤小、疼痛轻、术后恢复快。其手术优点是可以充分暴露前纵隔视野，便于胸腺（瘤）切除及纵隔脂肪扩大彻底清扫，尤其是在两侧胸腺上下极清扫、双侧纵隔脂肪组织的清扫等方面较其他术式具有其独到的优势。术中需要在剑突下作一个2 cm小切口作为腔镜孔，在双侧肋弓下作一个1 cm切口作为操作

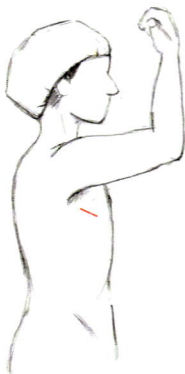

图9-8 单孔胸腔镜切口

孔（图9-9），腔镜观察孔的手术切口经剑突下缘纵行切开2 cm，切除或保留剑突均可，锐性结合钝性分离剑突周围肌肉，分离过程中注意避免损伤腹膜进入腹腔，或分离胸骨后方时损伤心包而进入心包腔。操作孔的选择多为双侧肋弓接近锁骨中线附近，长度约为0.5 cm。手术完毕后，与剑突下切口植入纵隔或胸腔引流管，逐层缝合肌肉及皮下组织、皮肤。

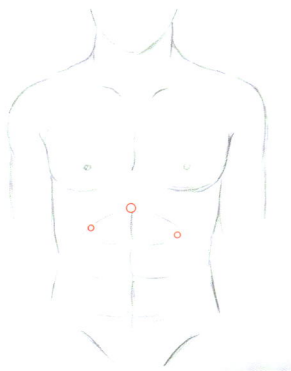

图9-9　剑突下胸腔镜切口

（林锋）

第十章 胸外科切口缝合与拆线

1 切口缝合

切口缝合是将已经切开或外伤断裂的皮肤及皮下组织进行对合或重建，是保证良好愈合的基本条件，也是重要的外科手术基本操作技术之一。

2 皮肤的解剖特点及切口缝合原则

2.1 皮肤的解剖特点

皮肤的厚度随年龄、部位不同而异，平均厚度为0.5~4 mm。表皮的厚度从0.04 mm（眼睑）到1.6 mm（足跖），平均约为0.1 mm；真皮厚度是表皮的15~40倍。身体各部位真皮的厚薄不等，一般厚度为1~2 mm。表皮按细胞形态可分为5层，由外至内依次为：角质层、透明层、颗粒层、棘细胞层、基底层。真皮主要分为两层，即乳头层（真皮浅层）及网状层（真皮深层），但也有将乳头层再分为真皮乳头及乳头下层，网状层也可以分作真皮中部与真皮下部。网状层位于乳头层深面，两者分界不明显。此层较厚，是真皮的主要组成部分。真皮以基膜与表皮分界，分界处呈高低不平的波浪状。真皮与皮下组织之间则无明显分界，而是由网状层逐渐过渡为皮下组织。

2.2 皮肤的缝合原则

（1）要保证缝合创面或伤口的良好对合。缝合应分层进行，按组织的解剖层次进行缝合，使组织层次严密，不要卷入或缝入其他组织，不要留残腔，防止积液、积血及感染。缝合的创缘边距及针间距必须均匀一致，这样看起来美观，更重要的是，若受力及分担的张力一致并且缝合严密，则不易发生泄漏。

（2）注意缝合处的张力。缝合线的松紧度应以切口边缘紧密相接为准，不宜过紧，换言之，切口愈合的早晚、好坏并不与紧密程度完全成正比，过紧过松均可导致切口愈合不良。伤口有张力时应进行减张缝合，伤口如缺损过大，可考虑行转移皮瓣修复或皮片移植。

3 切口缝线选择

3.1 缝线选择的基本原则

通常选用与缝合组织天然强度相匹配的最细缝线，对具有潜在污染的组织，应避免使用多股纤维缝线，而应选用不容易被细菌附着的单股纤维缝线及可吸收缝线，尤其是抗菌可吸收缝线。对于特别强调美容效果的部位，考虑使用最细的惰性单股缝合材料，如尼龙缝线、聚丙烯缝线等；同时应尽可能缝合皮下组织，避免单独进行皮肤缝合。

3.2 切口缝线的选择

3.2.1 非吸收性缝线

（1）丝线是广泛使用的、传统的手术缝线。用蚕苗的连续性蛋白质纤维制成。丝线可刺激组织产生炎症反应，主要用于缝合皮肤、皮下或体内结缔组织、肌肉层等。

（2）聚丙烯缝线如美国强生公司生产的普理灵（prolene）单股合成缝线，是心血管外科公认的首选缝线。被植入组织后保持永久的张力强度（维持2年之久），且手感顺滑，易于打结，很少有组织阻力感，可提供牢固的线结保障。适用于心血管外科如血管吻合、神经吻合、冠状动脉远端吻合、换瓣手术、心室/心房切口缝合；整形外科如皮肤缝合、皮内缝合等。

3.2.2 可吸收性缝线

（1）天然吸收性缝线。肠线以羊肠黏膜下层或牛肠浆膜组织为原料，含90%胶原，经铬盐溶液处理后称为铬制肠线，可对抗机体内各种酶的消化作用，实际吸收时间延长至90 d以上。

（2）人工吸收性缝线。①聚乙醇酸缝线（polyglycolic acid，PGA）为羟基乙酸的聚合物，属于多股编织缝线。因采用独特的表面涂层技术，使其柔软顺滑，如丝线般容易打结，且无毒性、无胶原性、无抗原性、无致癌性，组织反应极低。植入组织15 d后开始吸收，30 d后大量吸收，60~90 d完全吸收。水解后产生的羟基乙酸有抑菌作用，是外科手术较理想的缝合材料。②聚乳酸羟基乙酸缝线（polyglactin，PGLA）如美国强生公司生产的薇乔（VICRYL）系列缝线：快薇乔（VICRYL Rapide）为多股编织缝线，在可吸收缝线中吸收最快，其初始强度与丝线和肠线相仿，术后5~6 d张力下降50%，有效伤口支撑时间为10~14 d主要用于皮肤和黏膜缝合。单乔（MONOCRYL）虽为单股缝线，但打结安全性可与编织缝线相媲美，极具柔韧性，能平滑穿过组织，对组织的拖曳力极小，可用于一般软组织缝合结扎。如用在皮内缝合及皮下组织缝合，组织反应极小，美容效果卓越。

3.2.3　无菌手术创口缝合

（1）皮肤全层缝合应当选择非吸收性缝线，如单丝尼龙线或丝线。如果不合理地选用张力保持时间短的可吸收性缝线，就可能增大切口裂开的风险，也浪费了材料。

（2）表皮下（皮内）缝合可使用纤细的不吸收丝线、单丝尼龙或聚丙烯线，也可使用吸收性单乔缝线或PGA缝线。如使用不吸收缝线，宜在皮肤切口愈合后拆除。

（3）皮下疏松组织可以选择非吸收性或吸收性缝线，如丝线、尼龙线或肠线、PGA线。

3.2.4　感染创口缝合

由于丝线为编织线，有毛细管现象，纤维之间容易隐藏细菌，其不吸收的特性作为感染创口中的异物，可使创口长期不愈合，所以绝不能用于缝合污染、可能感染或已感染的创伤。

如果为减小污染或感染清创、促进其愈合，可在抗菌治疗数天后选用可吸收单丝线，如单乔缝线、抗菌薇乔缝线等，对深部组织行部分缝合。

4　皮肤缝合方法

4.1　正确持针

常规的持针方式是将拇指和无名指分别插入持针器的环中，食指扶在针持的前端，以增加稳定性。缝合时选择合

适的进针点和角度。初学时应给自己预设一个理想的进针点
和出针点，缝合时控制好进针和出针，争取达到理想的点。
缝合的要领莫过于依照针的弧度旋转手腕，使针穿过组织，
针尖从预定的部位穿出。注意出针应有足够的长度，以便拔
针。有时针尖刚刚露出，即停止推针，给拔针带来困难。拔
针时同样需要按照针的弧度拔出，以免撕扯组织。缝合时将
持针器与切口保持平行，由于夹在上面的针与针持呈90°，
缝合与切口自然也就垂直了。有人习惯斜着进针，缝合与切
口呈斜角。缝合时术者掌面向下抓住针使针尖以合适的角
度对准进针点，手腕沿着针的弧度旋转180°恰好手掌向上，
完成缝合。整个动作一气呵成。

4.2　缝合的分类及常用的缝合方法

缝合的方法很多，目前尚无统一的分类方法。按组织的
对合关系分为单纯缝合、外翻缝合、内翻缝合三类；每一类
又按缝合时缝线是否连续分为间断和连续缝合两种；按缝线
与缝合时组织间的位置关系分为水平缝合、垂直缝合；有时
则将上述几种情况结合取名。

（1）单纯间断缝合：操作简单，应用最多，每缝一针
单独打结，多用在皮肤、皮下组织、肌肉、腱膜的缝合，尤
其适用于有感染的创口缝合。

（2）间断垂直褥式外翻缝合法：如颈部松弛皮肤的
缝合。

4.3　皮内缝合法

皮内缝合在Evans整形外科手术学上则要求缝线走行为
"烧瓶底形"，另外，进出针的层次应该是在真皮的乳头层

与网状层之间。皮内烧瓶底样缝合的作用：出针后，如果对侧皮缘进针点不向后稍退而是垂直于切口正对着，或者更向前，我们常常会发现切口会隙开一个逢，有点没缝紧的感觉，而且会发现本来估计要对合的出针点和进针点之间的距离变大了，当我们提紧缝线想收拢皮肤的时候，皮缘会变得皱皱的。皮内缝线在收紧时主要有两个力，一是平行于皮缘向两端的拉力，二是垂直于切口挤向切口的压力，"烧瓶底"在适度拉伸后变成城墙垛样垂直，其作用于切口的压力最大，水平力相对较小；S形缝合随着类似正弦波样频率越小压力越小。

4.4 皮肤缝合器法

随着科学技术的不断发展，除缝合法外，尚有其他的一些闭合创口的方法，如使用吻合器、封闭器、医用粘胶、皮肤拉链等闭合创口。

5 胸外科切口拆线

5.1 适应证

（1）无菌手术切口，局部及全身无异常表现，已到拆线时间，切口愈合良好者。

（2）切口术后有红、肿、热、痛等明显感染者，应提前拆线。

（3）颈部切口7 d拆线，腹部切口12~14 d拆线，胸部切口14 d拆线，胸部引流管口需拔管后14 d拆线。

5.2 禁忌证

遇有下列情况，应延迟拆线：

（1）严重贫血、消瘦，轻度恶病质者。

（2）严重失水或水、电解质紊乱尚未纠正者。

（3）老年患者及婴幼儿患者。

（4）咳嗽没有控制时，胸、腹部切口应延迟拆线。

5.3 准备工作

无菌换药包，小镊子2把，拆线剪刀及无菌敷料等。

5.4 操作方法

（1）取下切口上的敷料，用乙醇或聚维酮碘（碘伏）由切口向周围消毒皮肤一遍。

（2）用镊子将线头提起，将埋在皮内的线段拉出针眼之外少许，在该处用剪刀剪断，以镊子向剪线侧拉出缝线。

（3）再用酒精或聚维酮碘（碘伏）消毒皮肤一遍后覆盖纱布，使用胶布固定（图10-1）。

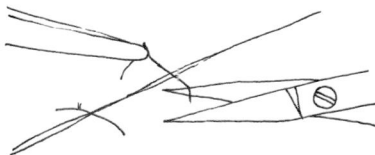

图10-1 皮肤拆线

（马林）

第十一章　围术期气道管理

围术期气道管理是加速康复外科（enhanced recovery after surgery，ERAS）的重要组成部分，尤其是存在高危因素同时需手术的患者。术前正确及时的风险评估和干预，可以有效减少术后并发症、缩短住院时间、降低再入院率及死亡风险，改善患者预后，提高生活质量，减少医疗费用。

1　患者高危因素包括

❖ 年龄因素结合吸烟史：年龄≥45岁且吸烟指数≥400支/年。年龄≥60岁且吸烟指数≥200支/年；年龄≥75岁或吸烟指数≥800支/年。

❖ 致病性气管定植菌存在的危险因素有：术前根据肺功能结果诊断为重度慢性阻塞性肺疾病或年龄≥75岁或吸烟指数≥800支/年。

❖ 气道高反应性。支气管舒张试验阳性或心肺运动试验过程中出现干啰音、哮喘或血氧饱和度下降>15%的患者。

❖ 呼气峰值流量（peak expiratory flow，PEF）：能较好地预测患者的咳痰能力。男性患者术前PEF<

320 L/min，女性患者术前PEF<280 L/min，爬楼梯训练前后PEF值下降>15%的患者。

❖ 肺功能临界状态或低肺功能。肺功能临界状态是指：①第1秒用力呼气量（forced expiratory volume infirst second，FEV_1）<1.0 L；②ACOSOG Z4099/RTOG标准FEV_1%为50%~60%，或年龄>75岁且一氧化碳弥散量（carbon monoxide diffusion capacity，DLCO）为50%~60%；③美国胸科医师学会标准预计术后FEV_1<40%或DLCO<40%。

2 术前高危因素评估方法与训练流程（图11-1~图11-2）

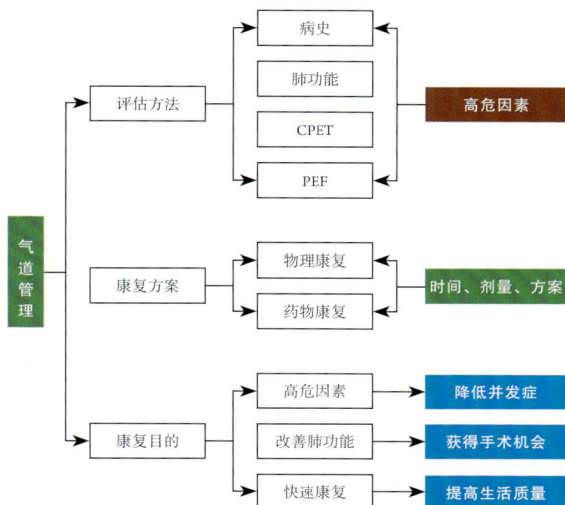

图11-1 围术期气道管理术前高危因素评估方法与训练流程

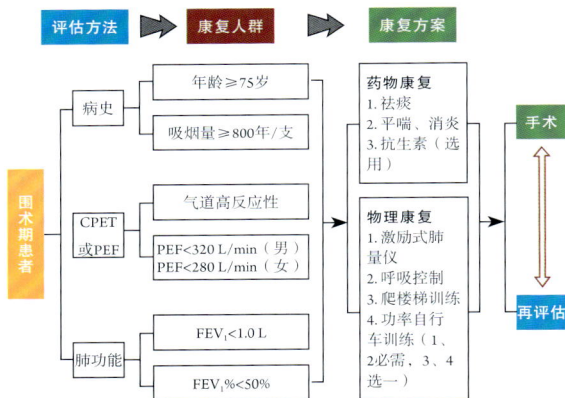

图11-2 围术期气道管理康复人群选择

3 围术期气道管理的实施

3.1 物理康复

❖ 术前严格戒烟（至少2周）。

❖ 激励式肺量仪吸气训练——吸气训练器的使用：预防术后肺不张。

❖ 呼吸控制——主动呼吸循环技术：训练有效的气道廓清技术。

❖ 功率自行车运动训练或爬楼梯训练：训练运动耐力。

对于高危患者，术前在专业治疗师监测下进行功率自行车运动训练或爬楼梯训练。训练时患者自行调控速度，在承受范围内逐步加快步行速度及自行车功率。运动量控制在呼吸困难指数（Borg）评分为5~7分之间，若在运动过程中有明显气促、腿疲倦、血氧饱和度下降（下降>15%）或合并疾病引起身体不适，嘱患者休息，待恢复原状后再继续进行训练。每次训练20~40 min，每日2次，疗程7~14 d。

❖　术后早期下床活动。

评估患者生命体征平稳、疼痛控制在轻微程度及以下，鼓励并督导术后第1天下床活动，经主管医生和麻醉医生评估后可更早下床活动。

❖　术后纤维支气管镜吸痰。

术后咳痰无力、肺复张欠佳的患者可行纤维支气管镜吸痰。

3.2 药物康复

抗感染：根据《抗菌药物临床应用指导原则》，对于术后气道感染风险较高的人群，如气管内致病性定植菌感染发生率显著增高的患者，应于术前预防性应用抗菌药物。如术后出现肺部感染临床表现，应进一步行血常规检查、胸部X线片、痰液细菌培养及药敏试验，并根据检验结果针对性选用抗菌药物。

祛痰：术前3~7 d，术后3~7 d。（药物可根据具体情况选用，应用时间根据症状情况定）

平喘或消炎：术前3~7 d，术后3~7 d（药物可根据具体情况选用，应用时间根据症状情况定）。围术期使用糖皮质激素对于应激调控具有重要临床意义，有益于减轻患者术后创伤反应，减少术后肺部并发症，且具有咽喉黏膜保护作用，是围术期气道管理药物治疗的常用药之一。雾化吸入给药方式，可使药物直接作用于气道黏膜，治疗剂量小，可避免或减少全身给药的毒性作用及不良反应；建议与支气管舒张药联合应用，与β2受体激动药有协同增效作用。对于术后

125

肺部并发症高危患者，推荐在术前3~7 d和术后3~7 d进行雾化吸入糖皮质激素联合支气管舒张药治疗，每日2~3次，如布地奈德剂量为2 mg/次。临床研究证实围术期雾化吸入布地奈德可提高术前肺功能，降低胸外科患者术中单肺通气炎症反应，显著减少气管插管后咽喉部并发症的发生。降低术后肺部并发症的发生风险并缩短术后住院时间。常用的支气管舒张药包括β2受体激动药和抗胆碱能药物。支气管舒张药联合吸入型糖皮质激素相比单用支气管舒张药具有更好的支气管舒张作用且肺部并发症更少。哮喘及气道高反应性患者麻醉诱导前可预防性给予雾化吸入糖皮质激素和支气管舒张药以降低术中支气管痉挛的发生风险。抗胆碱能药物通常用于围术期的为吸入短效抗胆碱能药物（SAMA），如异丙托溴铵。

（杨梅）

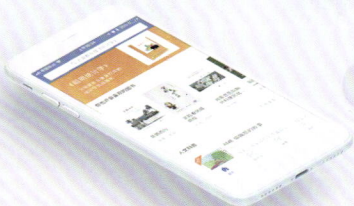

AME JOURNALS

创立于2009年7月的AME Publishing Company（简称AME，代表Academic Made Easy, Excellent and Enthusiastic），是一家崇尚创新、具有国际化视野和互联网思维的医学出版公司。AME拥有专业的期刊运营团队，提供以国际组稿为核心竞争力的全流程出版服务，专注于国际医学期刊、书籍的出版和医疗科研资讯成果的推广，已在香港、台北、悉尼、广州、长沙、上海、北京、杭州、南京和成都等地设立办公室。目前出版了62本涵盖肿瘤、心血管、胸部疾病、影像和外科等不同领域的学术期刊，已有18本被PubMed收录，11本被SCI收录，出版中英文医学专业图书近百本。

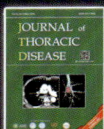

期刊名称：JTD
创刊时间：2009年12月
PubMed收录：2011年12月
SCI收录：2013年2月

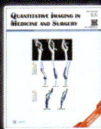

期刊名称：QIMS
创刊时间：2011年12月
PubMed收录：2012年9月
SCI收录：2017年12月

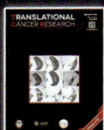

期刊名称：TCR
创刊时间：2012年6月
SCI收录：2015年10月

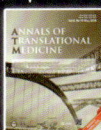

期刊名称：ATM
创刊时间：2013年4月
PubMed收录：2014年9月
SCI收录：2018年3月

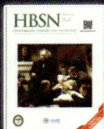

期刊名称：HBSN
创刊时间：2012年12月
PubMed收录：2014年9月
SCI收录：2017年6月

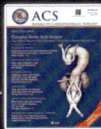

期刊名称：ACS
创刊时间：2012年
PubMed收录：2014年
SCI收录：2018年5月

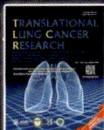

期刊名称：TLCR
创刊时间：2012年3月
PubMed收录：2014年12月
SCI收录：2018年10月

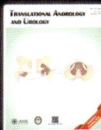

期刊名称：TAU
创刊时间：2012年3月
PubMed收录：2015年11月
SCI收录：2018年12月

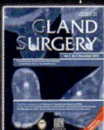

期刊名称：GS
创刊时间：2012年5月
PubMed收录：2014年6月
SCI收录：2018年12月

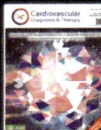

期刊名称：CDT
创刊时间：2011年12月
PubMed收录：2013年11月
SCI收录：2019年1月

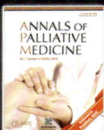

期刊名称：APM
创刊时间：2012年4月
PubMed收录：2015年3月
SCI收录：2019年1月

Updated on Jan. 3, 2019